Epaphras A. Muse
Esron D. Karimuribo
Gerald Misinzo

Surto de Peste dos Pequenos Ruminantes no Sul da Tanzânia

Epaphras A. Muse
Esron D. Karimuribo
Gerald Misinzo

Surto de Peste dos Pequenos Ruminantes no Sul da Tanzânia

Achados clínico-patológicos, Investigação epidemiológica

ScienciaScripts

Imprint
Any brand names and product names mentioned in this book are subject to trademark, brand or patent protection and are trademarks or registered trademarks of their respective holders. The use of brand names, product names, common names, trade names, product descriptions etc. even without a particular marking in this work is in no way to be construed to mean that such names may be regarded as unrestricted in respect of trademark and brand protection legislation and could thus be used by anyone.

Cover image: www.ingimage.com

This book is a translation from the original published under ISBN 978-3-659-86909-9.

Publisher:
Sciencia Scripts
is a trademark of
Dodo Books Indian Ocean Ltd. and OmniScriptum S.R.L publishing group

120 High Road, East Finchley, London, N2 9ED, United Kingdom
Str. Armeneasca 28/1, office 1, Chisinau MD-2012, Republic of Moldova, Europe
Managing Directors: Ieva Konstantinova, Victoria Ursu
info@omniscriptum.com

Printed at: see last page
ISBN: 978-620-8-54201-6

DEDICAÇÃO

Este trabalho é dedicado ao Sr. e à Sra. Epaphras Muse pela fundação e pelo sacrifício que tiveram de fazer para a educação dos seus filhos e filhas, à minha mulher Violeth pela resistência, amor e bondade, e ao meu filho Epaphras Baraka pelo amor não dito.

AGRADECIMENTOS

Louvo e agradeço a Deus Todo-Poderoso por me ter dado saúde e força para realizar esta formação.

Esta dissertação é o produto do trabalho que foi apoiado financeiramente pelo Fórum Regional de Universidades para a Capacitação em Agricultura (RUFORUM) (RU 2009 GRG 17TADS). Agradeço vivamente o apoio financeiro que me permitiu realizar este trabalho. Expresso os meus agradecimentos à Universidade de Agricultura de Sokoine (SUA), à Faculdade de Medicina Veterinária, ao Departamento de Microbiologia e Parasitologia Veterinárias e ao Centro de Investigação Veterinária de Mtwara (VIC) pelo papel que desempenharam no êxito deste trabalho, proporcionando-me as instalações e um ambiente de trabalho propício. Um agradecimento especial à minha entidade patronal, Tanzania National Parks (TANAPA), por me ter concedido uma licença de estudo.

Estou profundamente grato aos meus supervisores: Prof. Esron D. Karimuribo e Dr. Gerald Misinzo pelo seu entusiasmo inspirador e incansável, orientação e apoio amigável durante todo o período do meu estudo. Os Drs. Lukas S. Makungu e Oscar M. Albano são muito apreciados pelo seu valioso tempo e conhecimentos durante o trabalho de campo em Mtwara. Estou muito grato aos Drs. Gerald Misinzo e Ramadhani B. Matondo pelo seu precioso tempo, conhecimentos e orientação durante o trabalho laboratorial. Estou muito grato aos Professores Lesakit S.B. Mellau, Peter L.M. Msoffe e Dr. George C. Gitao pelo seu entusiasmo inspirador, ideias construtivas e revisão dos manuscritos. Muitas pessoas foram gentis e muito pacientes comigo e que Deus vos abençoe.

Agradecemos ao Dr. Emmanuel S. Swai do Arusha VIC pelo apoio com o kit ELISA e reagentes e agradecemos especialmente ao Sr. Paul Sanka pela realização da análise serológica.

O meu amor especial vai para a minha mulher Violeth e o meu filho Epaphras Baraka pela sua tolerância, orações e paciência durante todo o período da minha ausência na família. Sempre foram uma fonte de força e de encorajamento.

ÍNDICE DE CONTEÚDOS

LISTA DE PUBLICAÇÕES

Muse E. A., Matondo, R. B., Karimuribo, E. D., Misinzo, G., Albano, M. O. e Gitao, G. C. (2012). Achados clínico-patológicos do surto de Peste des Petits Ruminants (PPR) de 2011 no distrito de Tandahimba, sul da Tanzânia. *Opinião de Investigação em Ciência Veterinária Animal* 2(4): 256-262.

Muse, A. E., Karimuribo, D. E., Misinzo, G., Gitao, C. G., Mellau, S. B. L., Msoffe, L. M. P., Swai, S. e Albano, O. M. (2012). Investigação epidemiológica da introdução e dos factores de propagação da Peste dos pequenos ruminantes, no sul da Tanzânia. *Onderstepoort Journal of Veterinary Research* 79(2): Art. #457, 6 páginas. http://dx.doi.org/10.4102/ojvr.v79i2.457

1.0 INTRODUÇÃO

1.1 Antecedentes

A Peste dos Ruminantes (PPR) é uma doença infecciosa aguda e altamente contagiosa de pequenos animais domésticos e selvagens (Nussieba *et al.,* 2009) causada pelo vírus da PPR (PPRV). A PPR é endémica em populações de ovinos e caprinos na Ásia, China, Médio Oriente, partes orientais da Europa, África Ocidental, Central e Oriental (Ezeibe *et al.*, 2008; Banyard *et al.*, 2010).

A PPR é transmitida por contacto direto com secreções ou excreções de animais infectados para animais saudáveis susceptíveis que se encontrem nas proximidades. Clinicamente, a PPR é caracterizada por um início súbito de depressão, febre, lacrimejamento, feridas na boca, dificuldade em respirar e tossir, diarreia com mau cheiro e morte. Os achados post mortem estão normalmente limitados aos sistemas alimentar e respiratório e consistem em estomatite erosiva extensa e gastroenterite hemorrágica e incluem frequentemente estrias de congestão ao longo das dobras da mucosa, resultando no aspeto caraterístico de "riscas de zebra" (Chauhan *et al.*, 2009). A broncopneumonia secundária é comum.

Desde que os pequenos ruminantes cubram o rendimento familiar da maioria dos agregados familiares pastoris em África, a sua capacidade atual e futura de gerar rendimentos é afetada negativamente devido à mortalidade associada à PPR (Banyard *et al.,* 2010). Além disso, a PPR afecta negativamente os mercados locais e internacionais de comércio de gado. Por conseguinte, a doença tem um impacto profundo nos meios de subsistência e na segurança alimentar, particularmente devido às elevadas taxas de mortalidade estimadas em 50-80% nas populações de ovinos e caprinos ingénuos (Kitching, 1988).

Na Tanzânia, a PPR foi confirmada pela primeira vez em 2008 no norte da Tanzânia (Kivaria *et al.,* 2009; Swai *et al.,* 2009). A doença esteve confinada às regiões do norte do país até recentemente, quando se suspeitou que tivesse sido introduzida no sul da Tanzânia em 2010 (FAO, 2010). A prevalência da PPR no sul da Tanzânia representaria um risco elevado de propagação da doença da Tanzânia para outros países membros da Comunidade de Desenvolvimento da África Austral (SADC), ameaçando devastar os meios de subsistência e a segurança alimentar de milhões de pequenos pastores e agro-pastores (FAO, 2010). Não foi efectuado qualquer estudo na parte sul do país para elucidar a presença da PPR e o seu impacto nos animais e nos meios de subsistência dos criadores de gado. A magnitude da doença no sul da Tanzânia não é bem conhecida. Além disso, não foi documentado o tipo de linhagem do vírus que circula na população. Esta informação poderia ser útil para compreender a epidemiologia e o controlo da PPR na Tanzânia.

1.2 Nomes PPR

A Peste dos Pequenos Ruminantes (PPR) é também designada por Peste dos Ovinos e Caprinos, Pseudorinderpeste dos pequenos ruminantes, Peste dos pequenos ruminantes, Peste dos ovinos e caprinos, Kata, Síndroma de estomatite-pneumoenterite, Estomatite pustular contagiosa e Complexo de pneumumoenterite (Braide, 1981).

1.3 Etiologia da PPR

A PPR é causada pelo vírus da Peste dos Pequenos Ruminantes (PPRV). O PPRV é um membro da ordem Mononegavirales, da família *Paramyxoviridae,* da subfamília *Paramyxovirinae* e do género *morbillivirus* (Gibbs *et al.,* 1979). Está relacionado com outros membros do grupo dos morbilivírus, incluindo o vírus do sarampo (MeV), o vírus da peste bovina (RPV), o vírus da esgana canina (CDV) (Barrett, 2001) e uma série de outros vírus que infectam mamíferos aquáticos. Os Paramyxoviridae são envelopados e contêm genomas de ARN de cadeia simples, não segmentado e de sentido negativo, com aproximadamente 16 kb (Robert e Griffith, 2007).

O vírus sobrevive durante um curto período de tempo na carne refrigerada e durante vários meses na carne salgada ou congelada. A luz ultravioleta e a dessecação inactivam o vírus em quatro dias. Também as temperaturas superiores a 70°C e o pH inferior a 5,6 ou superior a 9,6 matam o vírus. Muitos desinfectantes, incluindo os alcalinos (carbonato de sódio, hidróxido de sódio), halogéneos (hipoclorito de sódio), compostos fenólicos, ácido cítrico, álcoois e iodóforos inactivam o vírus.

1.4 Caracterização do PPRV

O PPRV pertence a um *género de Morbillivirus* da família *Paramyxoviridae*. O PPRV existe como serótipo único, diferenciado em quatro linhagens (I-IV) (Forsyth e Barrett, 1995; Couacy-Hymann *et al.*, 2002).

A classificação atual baseia-se na comparação das sequências de uma pequena região do gene de fusão (F) (Forsyth e Barrett, 1995) ou do gene do nucleocapsídeo (N) (Couacy-Hymann *et al.*, 2002), que é utilizada para estabelecer a diferenciação das linhagens. É utilizado para construir árvores filogenéticas para o PPRV e atribuir diferentes isolados a diferentes linhagens (Dhar *et al.*, 2002; Ozkul *et al.*, 2002). Por conseguinte, está agrupado geneticamente em quatro linhagens (I, II, III e IV).

1.5 Células-alvo da PPR e interação entre a célula hospedeira e o vírus

O Morbilivírus entra em contacto com a célula hospedeira e liga-se aos receptores utilizando o fator de ligação (glicoproteína de superfície viral) que é a hemaglutinina (H). O PPRV replica-se em células epiteliais, pneumócitos, macrófagos e linfócitos.

1.5.1 Entrada do PPRV nas células-alvo

As partículas virais ligam-se a moléculas de superfície celular receptoras do vírus (ácido siálico) e promovem a entrada através da indução de alterações conformacionais no vírus que conduzem à fusão e penetração da membrana de preparação, transmitindo sinais através da membrana plasmática que conduzem à absorção ou penetração do vírus e preparam a célula para a invasão, guiando o vírus ligado para as vias endocíticas. O virião que chega funde-se com a membrana plasmática para libertar o nucleocapsídeo (-) sense no citoplasma. Os vírus são internalizados por endocitose mediada por receptores. A fusão subsequente da membrana/envelope viral com a membrana plasmática (via independente do pH) utilizando a glicoproteína de fusão (F) ou com as membranas endossómicas no ambiente ácido dos endossomas tardios (via dependente do pH-) liberta complexos de ribonucleoproteínas (RNP) virais no citoplasma. O baixo pH nos endossomas tardios desencadeia alterações conformacionais nas glicoproteínas virais que levam à fusão das membranas viral e endossómica e à subsequente libertação dos complexos RNP para o citosol (Neumann *et al.,* 2002). Os complexos RNP são compostos pelo RNA viral (vRNA), a nucleoproteína, que encapsula o vRNA, e o complexo da polimerase viral (Neumann *et al.,* 2002).

1.5.2 Replicação do genoma do PPRV e síntese de proteínas virais

Os genomas dos paramixovírus não são segmentados e o primeiro passo na replicação é a transcrição do genoma de RNA de sentido negativo pela RNA polimerase dependente de RNA viral (vRNAP) para produzir mRNAs monocistrónicos que também servem de modelo para a replicação subsequente do genoma.

Os mRNAs individuais são sintetizados durante a transcrição, enquanto a replicação inclui a síntese de RNAs antigenómicos completos que, por sua vez, servem de modelos para a síntese de vRNA genómico. Os mRNAs são então traduzidos em proteínas virais (Curran e Kolakofsky, 1999). O gene N é transcrito como o primeiro gene codificante e o vRNAP completa a transcrição de todo o mRNA do gene N para produzir mRNAs virais encapsulados e poliadenilados. Os vRNAP reiniciam então a síntese de ARNm no local de início do gene seguinte a jusante e este mecanismo sequencial de paragem-início continua através do genoma viral numa direção de 3' para 5' (Robert e Griffith, 2007).

1.5.3 Montagem, maturação e libertação

As proteínas virais recém-sintetizadas e os ARNv juntam-se nas membranas plasmáticas das células infectadas em preparação para a formação de partículas. As partículas virais envelopadas formam-se por brotamento a partir destas membranas celulares modificadas. Os gomos emergem de locais selecionados nas membranas onde as proteínas e os genomas virais se juntaram e, em seguida, são pinçados para que as partículas se libertem. Os viriões resultantes têm superfícies exteriores que consistem em membranas derivadas do hospedeiro, enriquecidas com glicoproteínas virais de membrana integral. Os paramixovírus codificam duas glicoproteínas; uma proteína F e uma proteína HN de ligação, que se encontram densamente compactadas nos envelopes virais, formando camadas de "espículas" que são visíveis por microscopia eletrónica. No interior das partículas virais encontram-se os genomas de ARN ligados às proteínas do nucleocapsídeo para formar estruturas helicoidais denominadas ribonucleoproteínas (RNPs) (Megan *et al.*, 2010).

Diretamente subjacentes às membranas virais estão as proteínas da matriz viral (M) que fazem a ponte entre as glicoproteínas virais e as RNPs, organizando assim a montagem do vírus. As caudas citoplasmáticas das glicoproteínas virais interagem com as proteínas M para organizar a montagem do vírus a partir das superfícies apicais das células epiteliais polarizadas. As proteínas HN possuem acções de sialidase que funcionam mais tarde no ciclo de vida do vírus para ajudar à separação dos viriões das células infectadas e para impedir a agregação dos viriões. As glicoproteínas virais, como as proteínas de fusão e neuraminidase, têm actividades de exocitose intrínsecas que facilitam a libertação de partículas virais (Megan *et al.*, 2010).

1.6 Epidemiologia da PPR

1.6.1 Distribuição geográfica

A PPR foi registada pela primeira vez na Costa do Marfim, na África Ocidental, no início da década de 1940, e rapidamente se propagou à Nigéria, ao Senegal e ao Gana

(Gargadenne e Lalanne, 1942; Waret-Szkuta *et al.*, 2008). O comércio transfronteiriço de pequenos ruminantes contribuiu para a propagação da infeção ao resto de África, à Ásia, à Europa Oriental e à China.

A distribuição geográfica das linhagens de PPR varia. As linhagens I e II têm sido frequentemente comunicadas em toda a África Ocidental (Banyard *et al.*, 2010), enquanto a linhagem III tem sido comunicada na África Oriental, tendo sido comunicado que o Sudão alberga a linhagem IV (Khalafalla *et al.*, 2010). Por outro lado, a linhagem IV foi registada na África Central e do Norte, na Ásia (Wang *et al.*, 2009; Balamurugan *et al.*, 2010; Banyard *et al.*, 2010; Khalafalla *et al.*, 2010) e na Turquia, na Europa (Ozkul *et al.*, 2002). Swai *et al.* (2009) estabeleceram a transmissão natural do PPRV e a propagação do vírus nos efectivos da Tanzânia.

1.6.2 Transmissão

A introdução da PPR num rebanho não afetado pode estar associada a um historial de movimentos recentes ou de reunião de ovinos e/ou caprinos de diferentes idades, com ou sem alterações associadas no alojamento e na alimentação. A introdução de animais recém-adquiridos; o contacto, num rebanho fechado/de aldeia, com ovinos e/ou caprinos que tinham sido enviados para o mercado mas que regressaram sem serem vendidos pode ser outra possibilidade que contribui para a ocorrência da doença em rebanhos não afectados. Outros factores que facilitam a propagação da PPR incluem alterações climáticas, como no início da estação das chuvas (quente e húmida) ou em períodos secos e frios, o contacto com animais de comércio ou nómadas através da partilha de pasto, água e/ou alojamento, bem como alterações nas práticas de criação, como o aumento da intensificação.

A transmissão da doença envolve o contacto próximo entre animais doentes, na fase febril, e animais susceptíveis (Braide, 1981). A transmissão faz-se geralmente por contacto direto com secreções (nasais, oculares e saliva) ou excreções (urina e fezes) de animais infectados (Ezeibe *et al.*, 2008). Quando os animais infectados tossem ou espirram, libertam finas gotículas infecciosas no ar e os animais em contacto próximo são susceptíveis de adoecer se inalarem as gotículas. Os fómites desempenham um papel a curto prazo na transmissão do vírus, uma vez que o vírus não sobrevive muito tempo fora do hospedeiro.

Embora não exista um estado de portador do PPRV, alguns estudos detectaram o PPRV nas fezes excretadas por animais saudáveis, sugerindo assim a possibilidade de um estado de portador do PPRV (El-Hakim, 2006; Obidike *et al.,* 2006). O comércio de pequenos ruminantes e os mercados de animais vivos são considerados o outro modo de transmissão do PPRV, o que permite que animais infectados e saudáveis entrem em contacto estreito entre si a partir de diferentes áreas. Para além disso, as unidades de engorda intensiva e a congregação de animais em bomas fazem o mesmo.

1.6.3 Gama de hospedeiros e patogenicidade

A PPR é principalmente uma doença dos pequenos ruminantes que afecta os caprinos e os ovinos. O PPRV apresenta diferentes níveis de virulência entre ovinos e caprinos; os caprinos são mais gravemente afectados, enquanto os ovinos sofrem uma infeção ligeira (Lefevre e Diallo, 1990). Os bovinos e os ovinos são hospedeiros sem saída que sofrem uma infeção silenciosa ou subclínica. A PPR também foi registada em camelos como casos isolados ou, por vezes, como surtos (Khalafalla *et al.,* 2010). A PPR afecta animais selvagens, causando elevada mortalidade e doença grave no duiker cinzento africano *(Sylvicapra grimma),* nas gazelas *dorcas (Gazella dorcas),* no íbex núbio *(Capra ibex nubiana),* nas ovelhas Laristan *(Ovis orientalis laristani)* e no gemsbok *(Oryx gazellaa)* (Ogunsanmi *et al.,* 2003; Abu Elzein *et al.,* 2004). Os antílopes e outras espécies de pequenos ruminantes selvagens também podem ser gravemente afectados (Abu Elzein *et al.,* 2004). Foram registados alguns casos de doença clínica em ungulados selvagens em cativeiro (Abu Elzein *et al.,* 2004; Couacy-Hymann *et al.,* 2005; Kinne *et al.,* 2010).

1.6.4 Idade e suscetibilidade da raça

A suscetibilidade dos animais jovens, com idades compreendidas entre os 3 e os 18 meses, revelou-se muito elevada, sendo estes animais mais gravemente afectados do que os adultos ou os animais não desmamados (Taylor *et al.*, 1990). Existem diferenças na suscetibilidade à doença PPR em relação às diferentes raças de caprinos. Por exemplo, as cabras anãs da África Ocidental são mais susceptíveis à infeção por PPR, apresentando uma forma aguda, do que as cabras de patas longas da África Ocidental, que apresentam uma forma ligeira (Diop *et al.*, 2005; Couacy-Hymann *et al.*, 2007).

1.6.5 Padrão da doença PPR

A PPR é caracterizada por uma elevada morbilidade de 80-90% acompanhada de taxas de mortalidade de 50-80% em populações de ovinos e caprinos ingénuos (Kitching, 1988; Lefevre e Diallo, 1990). Os surtos de PPR estão associados a alterações sazonais (meteorológicas), tendo-se verificado que os surtos coincidem com a estação das chuvas (Singh *et al.* 2004; Muhammad *et al.* 2009).

1.7 Sinais clínicos

O período de incubação pode variar entre 2 e 10 dias. Durante este período, o vírus replica-se nos gânglios linfáticos da orofaringe, espalhando-se mais tarde para outros tecidos e órgãos, incluindo os pulmões e os intestinos. Os sinais comuns da PPR incluem o aparecimento súbito de depressão, febre alta (39,5 - 41°C), descargas dos olhos (lacrimação devido a conjuntivite) e do nariz (rinite), feridas na boca (estomatite erosiva), dificuldade em respirar e tossir, diarreia com mau cheiro e morte (Ozlem *et al.*, 2009). Os excrementos molham o queixo e os pêlos por baixo dos olhos; tornam-se secos, levando ao emaranhamento das pálpebras, à obstrução do nariz e à dificuldade em respirar. A temperatura corporal permanece geralmente elevada durante 5 a 8 dias e depois regressa gradualmente ao normal antes da recuperação ou desce abaixo do normal antes da morte. Uma caraterística frequente nas fases mais avançadas da doença subaguda é o desenvolvimento de pequenas lesões nodulares na pele, na parte exterior dos lábios e à volta do focinho. As infecções peragudas e a maioria das infecções agudas são fatais, ocorrendo a morte 4 a 10 dias após o início da doença. As taxas de morbilidade e mortalidade são mais elevadas nos animais jovens do que nos adultos. A morte deve-se a broncopneumonia viral primária ou a desidratação grave causada por diarreia aguda (Banyard *et al.*, 2010).

1.8 Patologia da PPR

1.8.1 Patogénese

O PPRV tem como alvo as células epiteliais, os linfócitos, os macrófagos e os pnuemócitos, induzindo assim lesões graves em sistemas de órgãos ricos em tecidos linfóides e epiteliais. O vírus entra no corpo através da via respiratória. Em seguida, localiza-se no trato/sistema respiratório e replica-se nos gânglios linfáticos da faringe e da mandíbula, bem como nas amígdalas. Se a via de entrada do vírus for através de outros sistemas corporais, o vírus multiplica-se nos gânglios linfáticos regionais, seguindo-se uma viremia que pode resultar em alterações citopáticas nas células epiteliais e linfóides. A viremia desenvolve-se 2-3 dias após a infeção e 1-2 dias antes do aparecimento do primeiro sinal clínico. Posteriormente, a viremia resulta na disseminação do vírus para o baço, a medula óssea e a mucosa do trato gastrointestinal e do sistema respiratório (Scott, 1981).

1.8.2 Achados post mortem

A carcaça afetada é geralmente magra, os quartos traseiros estão sujos de fezes moles ou aquosas e os globos oculares estão afundados. O nariz e os olhos estão cobertos de secreções secas. Os lábios estão dilatados, com erosões e crostas ou nódulos nos casos de fase tardia. A cavidade nasal tem um revestimento congestionado com exsudados amarelos claros ou cremosos e erosões secas ou úlceras (estomatite necrótica) no nariz, face, gengivas, palatos mole e duro, língua e bochechas e no esófago. O pulmão apresenta-se vermelho-escuro ou púrpura, com áreas firmes ao toque, principalmente nos lobos anterior e cardíaco (pneumonia). Os gânglios linfáticos regionais dos pulmões e dos intestinos estão moles e inflamados. O revestimento do abomaso apresenta congestão e hemorragias. Geralmente, as lesões necrotizantes e ulcerativas na boca e no trato gastrointestinal predominam nos casos de PPR (Roeder *et al.,* 1994). O retículo ruminal e o omaso raramente apresentam lesões. As lesões no intestino delgado são moderadas, com pequenas estrias de hemorragias e erosões nas primeiras porções do duodeno e do íleo terminal. O intestino grosso é gravemente afetado com congestão em torno da válvula íleo-cecal e na junção ceco-cólica e no reto. Na secção posterior do cólon e do reto, há estrias descontínuas de congestão "riscas de zebra" ao longo das pregas mucosas.

No sistema respiratório, existem exsudados espumosos na boca, nas narinas e na traqueia dos animais mortos. Os gânglios linfáticos, particularmente os retrofaríngeos, e o baço estão distendidos, congestionados e edematosos. A broncopneumonia está geralmente confinada às áreas anteroventrais e é caracterizada por hiperemia com áreas vermelho-escuras (congestão grave), consolidação e parênquima pulmonar firme (atelectasia) (Kumar *et al.,* 2004; Toplu, 2004; Chauhan *et al.,* 2009; Ozlem *et al.,* 2009; Chauhan *et al.,* 2011). Verifica-se uma degeneração progressiva do parênquima pulmonar, dando origem a uma massa consolidada que provoca uma reação inflamatória purulenta durante a fase terminal.

1.8.3 Histopatologia

Histologicamente, o vírus da PPR causa necrose epitelial da mucosa do trato alimentar e respiratório com exsudados inflamatórios no parênquima. Os alvéolos e o interstício são marcados pela presença de corpos de inclusão eosinofílicos intracitoplasmáticos e intranucleares. Existem células gigantes multinucleadas (syncytia) e células mononucleares em todos os epitélios afectados, bem como nos gânglios linfáticos. No baço, amígdalas e gânglios linfáticos, o vírus causa necrose dos linfócitos evidenciada por núcleos picnóticos e cariorrexe. Os gânglios linfáticos são caracterizados por depleção de linfócitos e infiltração de macrófagos (Nussieba *et al.,* 2009; Chauhan *et al.,* 2011).

1.9 Importância económica da PPR

Os surtos de PPR podem causar taxas de mortalidade de 50-80% em populações de ovinos e caprinos ingénuos (Kitching, 1988). A PPR é uma das principais limitações da criação de pequenos ruminantes nas regiões tropicais, causando perdas económicas elevadas (Dhar *et al.*, 2002). Por exemplo, as perdas financeiras anuais devidas à taxa de mortalidade da PPR na Índia foram estimadas em 13 milhões de dólares americanos para casos confirmados (Singh *et al.*, 2009) e 39 milhões de dólares americanos com base em surtos de PPR sem confirmação laboratorial (Singh, 2011). No entanto, devido à confusão com outras doenças como a orf, a Pleuropneumonia Contagiosa Caprina e a varíola ovina e caprina, os impactos financeiros da PPR são, na sua maioria, subavaliados.

Os custos da doença relacionados com os programas de controlo incluem os custos das vacinas, dos diagnósticos, da mão de obra, do equipamento, das infra-estruturas e das despesas de contingência (Singh *et al.*, 2009). Além disso, o controlo da circulação dos animais afecta os animais que não podem deslocar-se para diferentes áreas para obter forragem e água e os proprietários de animais que precisam de trocar animais por alimentos e outras práticas sociais, como presentes para rituais tradicionais e sacrifícios religiosos (Waret-Skuta *et al.*, 2008, EMPRES, 2009). Além disso, os criadores de gado incorrem em custos de terapia e cuidados de apoio, bem como no abate prematuro de cabras e ovelhas que, de outro modo, seriam produtivas.

A PPR, sendo uma das doenças animais transfronteiriças mais importantes, constitui um obstáculo importante ao comércio de gado e de subprodutos animais, causando assim grandes perdas nas receitas de exportação nacionais devido às restrições comerciais nacionais e internacionais (Otte *et al.*, 2004).

1.10 Diagnóstico de PPR

Os sinais clínicos e as lesões post mortem são altamente sugestivos nos casos agudos e peri-agudos. Os casos subagudos, por outro lado, são difíceis de diagnosticar na ausência de sinais clínicos abertos. Por conseguinte, o diagnóstico clínico provisório da PPR necessita de confirmação por análise laboratorial através do isolamento do vírus, da amplificação do segmento do ácido nucleico viral seguida de sequenciação do ácido nucleico e da deteção de anticorpos específicos no soro.

1.10.1 Isolamento do vírus

Isto envolve a recolha de amostras para isolamento do vírus, que incluem sangue heparinizado ou EDTA, esfregaços de lesões oculares, nasais e orais ou biópsias de gânglios linfáticos ou baço podem ser úteis (de animais vivos), amígdalas, gânglios linfáticos, baço, secção do cólon e pulmão. A melhor altura para a colheita de amostras, de modo a maximizar o êxito do isolamento do vírus, é durante a fase virémica, sendo depois enviadas para o laboratório refrigeradas e no prazo de 48 horas após a colheita. Os sistemas de cultura de células utilizam células Vero derivadas de rim de macaco verde africano, que são normalmente utilizadas para a propagação de PPRV e RPV, uma vez que são permissivas ao vírus e menos susceptíveis de contaminação. O meio de crescimento celular (Roswell Park Memorial Institute (RPMI) 1640) é suplementado com 10% de soro fetal de vitelo (FCS) e 1% de uma mistura de uma solução de antibióticos. O aparecimento de efeitos citopáticos (CPE) produzidos pelo PPRV pode exigir, pelo menos, 8-10 dias ou várias passagens às cegas e consiste no arredondamento das células, na aglomeração em aglomerados típicos semelhantes a uvas, na formação de pequenos sincícios e no aparecimento de células fusiformes. O PPRV produz corpos de inclusão eosinofílicos intracitoplasmáticos e intranucleares tanto em cultura de células primárias como em linhas celulares contínuas. A 50% do ECP, as células infectadas e o sobrenadante são colhidos para extração de ARN. A colheita pode ser congelada a -70 °C para futura extração de ARN. Uma vez isolado na cultura de células, a identificação do PPRV é feita utilizando o método da reação em cadeia da polimerase com transcrição reversa (RT-PCR) (Forsyth e Barrett, 1995; Couacy-Hymann *et al.,* 2002).

1.10.2 Deteção do PPRV por RT-PCR

O genoma de todos os morbilivírus é constituído por uma única cadeia de ARN que, primeiro, tem de ser copiada para ADN de cadeia dupla, utilizando a enzima transcriptase reversa, numa reação de duas fases conhecida como transcrição reversa. O ADN de cadeia dupla é então utilizado como modelo para amplificação na PCR. A PCR envolve ciclos repetitivos de desnaturação, recozimento do iniciador e extensão por uma polimerase de ADN termoestável derivada da bactéria *Thermus aquaticus* (Taq), que duplica efetivamente o alvo em cada ciclo, conduzindo a um aumento exponencial do produto de ADN alvo.

Um fragmento de ADN de 350 pb do gene da nucleoproteína (NP) é amplificado por PCR com o conjunto de iniciadores específicos NP3 (5' - TCT CGG AAA TCG CCT CAC AGA CTG - 3') e NP4 (5' - CCT CCT CCT CCT GGT CCT CCA GAA TCT- 3'), tal como descrito por Couacy-Hymann et al. (2002).

1.10.3 Método serológico cELISA

Pode ser utilizado um ensaio imunoenzimático competitivo (c-ELISA) baseado em anticorpos monoclonais (MAb) (Diallo *et al.,* 1995) para a deteção de anticorpos no soro contra o PPRV, utilizando um kit ELISA competitivo comercial aprovado (CIRAD, EMVT, Montpellier, França, distribuído pela BDSL, Pirbright, Reino Unido), tal como descrito por Singh *et al.,* (2004); Couacy-Hymann *et al.,* (2007) e Swai *et al.,* (2009). O teste c-ELISA tem uma especificidade (98,4 %) e uma sensibilidade (92,4 %) mais elevadas do que o teste VNT. A sensibilidade do c-ELISA para a infeção pelo PPRV aumenta até 95,4 %, se a população-alvo não for vacinada (Singh *et al.,* 2004).

Resumidamente, as placas ELISA são revestidas com antigénio PPR; o antigénio não ligado é lavado com tampão e, em seguida, são adicionadas amostras; é adicionado um conjugado de peroxidase de rábano de coelho antimouse (HRPO) e incubado com agitação constante em cada fase. Adiciona-se a solução de substrato [dicloridrato de

O-fenilenodiamina contendo $H_2O_{(2)]}$, permitindo o desenvolvimento de uma reação colorida que foi interrompida com a adição de um volume igual de 1 M de H_2SO_4. As microplacas ELISA são lidas com um leitor immunoskan (Flow laboratories, UK) com um filtro de inferência de 492 nm e ligadas a um computador carregado com o software ELISA Data Information (EDI) para leitura automática e cálculo dos valores de inibição percentual (PI).

1.10.4 Teste de neutralização viral (VNT)

O teste de neutralização em cultura celular é o método mais sensível e exato para identificar isolados de vírus utilizados para confirmar a presença do vírus (Choi *et al.*, 2005). Significa literalmente Inibição da formação de CPE. A base deste teste é que alguns anticorpos reagem com um vírus infecioso para o neutralizar (torná-lo não infecioso). Os anticorpos actuam através do bloqueio da adsorção do vírus aos receptores da superfície celular, da agregação de unidades infecciosas e da lise dos envelopes do vírus.

1.11 Diagnóstico diferencial

O historial, a localização geográfica e a combinação de sinais clínicos podem ajudar a diferenciar estas doenças. As doenças e afecções que devem ser consideradas nos diagnósticos diferenciais incluem: peste bovina, pasteurelose, pleuropneumonia caprina contagiosa, febre catarral, ectima contagioso (dermatite pustulosa contagiosa, orf), varíola ovina e caprina, febre aftosa, doença dos ovinos de Nairobi, água do coração, cocidose, envenenamento por plantas e minerais, salmonelose, colibacilose e gastroenterite parasitária.

A peste bovina clínica é rara em caprinos e ovinos em África e envolve tanto bovinos como pequenos ruminantes (Kusiluka e Kambarage, 1996). A confirmação requer o isolamento do vírus e a neutralização cruzada. A pasteurelose tem sinais respiratórios óbvios, diarreia pouco frequente e falta de frieza nos casos subagudos e crónicos (Kusiluka e Kambarage, 1996). A Pleuropneumonia Contagiosa Caprina não tem envolvimento do sistema digestivo e os sinais e lesões estão confinados ao sistema respiratório e ao pericárdio. A febre catarral tem inchaço dos lábios, do focinho e da mucosa oral, edema da região da cabeça e coronite, o que não é uma caraterística da PPR. Além disso, os ovinos são mais afectados do que os caprinos. A Orf tem lesões proliferativas, não necróticas, sobretudo nos lábios, sem descargas nasais e diarreia. A varíola ovina e caprina é mais grave nos ovinos do que nos caprinos e apresenta lesões cutâneas principalmente nas zonas sem pelo do corpo, progredindo através de vesículas, pústulas e depois crostas. Os nódulos encontram-se nos órgãos internos. A Febre Aftosa é ligeira e apresenta claudicação (lesões nas patas). Na doença dos ovinos de Nairobi, os ovinos são mais gravemente afectados do que os caprinos, não há lesões orais e está restrita a áreas com a carraça vectora *Rhipicephalus appendiculatus*. A doença do coração tem envolvimento do sistema nervoso central, incluindo convulsões, mas sem diarreia (Kusiluka e Kambarage, 1996). A coccidiose não afecta o trato digestivo superior nem o sistema respiratório. O envenenamento por plantas ou minerais causa lesões intestinais graves, mas não há febre. A salmonelose e a colibacilose podem ser diferenciadas pelo isolamento da bactéria causadora, ao passo que, na gastroenterite parasitária, a demonstração de uma elevada carga de ovos ou de vermes exclui a PPR (Kusiluka e Kambarage, 1996).

1.12 Tratamento

Não existe um tratamento específico; no entanto, o tratamento das complicações bacterianas e parasitárias reduz a mortalidade nos bandos afectados.

1.13 Controlo e prevenção da PPR

A PPR é uma doença de declaração obrigatória e os surtos devem ser comunicados às autoridades veterinárias ou locais competentes. O controlo dos surtos de PPR envolve o controlo dos movimentos (quarentena) (Tufan, 2006), a vacinação em anel em torno dos locais dos surtos e a imunização profiláctica em populações de alto risco. Outras medidas, como a restrição da importação de ovinos e caprinos das áreas afectadas, o abate e a eliminação adequada das carcaças, os fómites e a descontaminação das instalações afectadas em caso de introdução da PPR em países não infectados (Banyard *et al.*, 2010).

O controlo envolve a utilização de uma vacina viva atenuada contra o PPRV, obtida por passagens em células vero, que produz uma imunidade sólida e é segura em condições de campo, mesmo para animais prenhes. Induz imunidade em 98% dos animais vacinados (Saravanan *et al.*, 2010). As iniciativas de serovigilância, utilizadas aquando das diferentes campanhas de erradicação do vírus da peste bovina , podem ter contribuído significativamente para combater a infeção pelo PPRV e impedir a sua propagação no passado.

2.0 CONCLUSÕES E RECOMENDAÇÕES

2.1 Conclusão

O exame clínico, a patologia macroscópica e os resultados histológicos foram altamente sugestivos de doença provocada pelo vírus da PPR durante a investigação no terreno. O exame laboratorial do vírus através de RT-PCR confirmou que a doença era PPR. Tanto quanto é do nosso conhecimento, este estudo estabeleceu pela primeira vez a ocorrência da PPR no sul da Tanzânia. Além disso, o estudo identificou a fonte da PPR no sul da Tanzânia como sendo animais comprados recentemente no mercado de gado de Pugu. Dado que não foi efectuada qualquer vacinação contra a PPR na zona de estudo, os nossos resultados confirmam a transmissão natural do vírus da PPR em condições de campo no sul da Tanzânia. A propagação desta doença ao sul da Tanzânia representa um risco elevado de propagação da doença aos países do sul (países da SADC, incluindo Moçambique, Zâmbia e Malawi) com populações ingénuas de caprinos e ovinos.

2.2 Recomendações

A vacinação e o controlo rigoroso dos movimentos dos animais (quarentena) são os principais métodos de controlo e prevenção dos surtos da doença PPR. Outras medidas de controlo exigem a eliminação adequada das carcaças e dos fómites de contacto, a descontaminação e a restrição da importação de ovinos e caprinos das zonas afectadas. São necessários esforços de colaboração nacionais, regionais e internacionais através do desenvolvimento de estratégias e políticas racionais para conter e controlar a doença.

São necessários mais estudos sobre o isolamento do vírus, o estatuto da doença na fauna selvagem e as tendências temporais para definir a epidemiologia da PPR na área mais vasta do sul da Tanzânia e nos países vizinhos da SADC.

REFERÊNCIAS

Abu Elzein, E. M. E., Housawi, F. M. T., Bashareek, Y., Gameel, A. A., Al- Afaleq, A. I. e Anderson, E. C. (2004). Infeção grave por PPR em gazelas mantidas em condições de semi-liberdade na Arábia Saudita. *Journal of Veterinary Microbiology B* 51 (2): 68-71.

Balamurugan, V., Sen, A., Venkatesan, G., Yadav, V., Bhanuprakash, V. e Singh, R. K. (2010). Isolamento e identificação de vírus virulentos da peste dos pequenos ruminantes a partir de surtos de PPR na Índia. *Tropical Animal Health Production* 42: 1043-1046.

Banyard, C. A., Satya, P., Carrie, B., Chris, O., Olivier, K. e Genevieve, L. (2010). Revisão Distribuição global do vírus da peste dos pequenos ruminantes e perspectivas de melhoria do diagnóstico e do controlo. *Jornal de Virologia Geral* 91: 2885-2897.

Barrett, T. (2001). Morbillivirus: Perigos antigos e novos. In: Smith, G. L., Mc Cauley, J. W., Rowlands, D. J. (Eds.), New Challenges to Health: The Threat of Virus Infection: Sociedade de Microbiologia Geral, Simpósio 60. Cambridge University Press, pp. 155-178.

Braide, V. B. (1981). Peste des petits ruminantss. *World Animal Review* 39: 25-28.

Chauhan, H. C., Chandel, B. S., Kher, H. N., Dadawala, A. I. e Agrawal, S. M. (2009). Pesti des petits ruminants virus infection in animals (Infeção pelo vírus da peste dos pequenos ruminantes em animais). *Veterinary World* 2(4): 150-155.

Chauhan, H. C., Lambade, P. S., Sen, A., Dadawala, A. I., Ranaware, P. B., Chandel, B. Joshi, D. V., Patel, S. S., Pankaj, K., Shah, N. M. e Kher, H. N. (2011). The use of pathological and histopathological techniques in the diagnosis of Peste des petits ruminants in India (Utilização de técnicas patológicas e histopatológicas no diagnóstico da peste dos pequenos ruminantes na Índia). *Veterinaria Italiana (Veterinário italiano)* 47(1): 41-47.

Choi, K. S., Nah, J. J., Ko, J., Kang, S. Y. e Jo, N. I. (2005). Ensaio rápido de imunoabsorção enzimática competitiva para deteção de anticorpos contra o vírus da Peste dos Pequenos Ruminantes. *Clinical and Diagnostic Laboratory*

Immunology 12(4): 542-547.

Couacy-Hymann, E., Bodjo, C., Danho, T., Libeau, G. e Diallo A. (2007). Avaliação da virulência de algumas estirpes do vírus da peste dos pequenos ruminantes (PPRV) em cabras anãs da África Ocidental infectadas experimentalmente. *The Veterinary Journal* 173: 178-183.

Couacy-Hymann, E., Bodjo, C., Danho, T., Libeau, G. e Diallo, A. (2005). Surveillance of wildlife as a tool for monitoring rinderpest and peste des petits ruminants in West Africa (Vigilância da fauna bravia como instrumento de monitorização da peste bovina e da peste dos pequenos ruminantes na África Ocidental). *Revue Scientifique et Technique (Revista Científica e Técnica)* 24: 869-877.

Couacy-Hymann, E., Roger, F., Hurard, C., Guillou, J. P., Libeau, G. e Diallo, A. (2002). Deteção rápida e sensível do vírus da peste dos pequenos ruminantes através de um ensaio de reação em cadeia da polimerase. *Journal of Virology Methods* 100: 17-25.

Curran, J. e Kolakofsky, D. (1999). Replicação de paramixovírus. *Advances in Virus Research* 54: 403-422.

Dhar, P., Sreenivasa, B. P., Barrett, T., Corteyn, M., Singh R. P. e Bandyopadhyay, S. K. (2002). Recent epidemiology of Peste des petits ruminants virus (PPRV). *Veterinary Microbiology* 88(2): 153-159.

Diallo, A., Libeau, G., Couacy-Hymann, E. e Barbron, M. (1995). Recent developments in the diagnosis of Rinderpest and Peste des petits. *Veterinary Microbiology* 44: 307-317.

Diop, M., Sarr, J. e Libeau, G. (2005). Avaliação de novos instrumentos de diagnóstico do vírus da peste dos pequenos ruminantes em efectivos caprinos naturalmente infectados. *Epidemiologia e Infeção* 133(4): 711-717.

El-Hakim, O. (2006). Um surto do vírus da peste dos pequenos ruminantes na província de Assuão, Egito: avaliação de algumas ferramentas novas para o diagnóstico da PPR. *Assuit Veterinary Medicine Journal* 52: 146-157.

EMPRES, Sistema de Prevenção de Emergências (2009). Peste dos pequenos ruminantes (PPR): Uma ameaça crescente para a produção de pequenos ruminantes em África e na Ásia. *Transfronteiriço animal Transfronteiriço de Doenças Animais* 33: 1-8. [http://www.asf-referencelab.info/asf/files/publicaciones/EmpressFAO.pdf] sítio visitado em 10/3/2012.

Ezeibe, M. C., Okoroafor, O. N., Ngene, A. A., Eze, J. I., Eze, I. C. e Ugonabo, J. A. (2008). Deteção persistente de Peste des petits ruminants nas fezes de cabras recuperadas. *Tropical Animal Health and Production* 40(7): 517-519.

FAO (2010). [http://coalgeology.com/deadly-animal-virus-peste-des-petits-ruminants-threatens-to-spread-to-southern-africa/8302/] sítio visitado em 12/3/2012.

Forsyth, M. A. e Barrett, T. (1995). Evaluation of polymerase chain reaction for the detection and characterisation of rinderpest and Peste des petits ruminants viruses for epidemiological studies. *Virus Research* 39: 151-163.

Gargadenne, C. L. e Lalanne, A. (1942). La Peste des petits ruminants. *Bulletin des services Zootechniques et des Epizooties de L'Afrique Occidentale Francaise* 5: 16-21.

Gibbs, P. J. E., Taylor, W. P., Lawman, M. P. e Bryant, J. (1979). Classification of the peste des petits ruminants virus as the fourth member of the genus Morbillivirus. *Intervirology* 11: 268-274.

Khalafalla, A. I., Saeed, I. K., Ali, Y. H., Abdurrahman, M. B., Kwiatek, O., Libeau, G., Obeida, A. A. e Abbas, Z. (2010). Um surto de peste dos pequenos ruminantes (PPR) em camelos no Sudão. *Ata Tropical* 116: 161-165.

Kinne, J., Kreutzer, R., Kreutzer, M., Wernery, U. e Wohlsein, P. (2010). Peste des petits ruminants in Arabian wildlife (Peste dos pequenos ruminantes na vida selvagem da Arábia). *Epidemiologia e Infeção* 138: 12111214.

Kitching, R. P. (1988). O significado económico e o controlo dos vírus dos pequenos ruminantes no Norte de África e na Ásia Ocidental. In: Increasing small ruminant productivity in semi-arid areas. (Editado por Thompson, F. S.). The

Netherlands: Kluwer Academic Publishers. Dordrecht. pp. 225-236.

Kivaria, F. M., Kwiatek, O., Kapaga, A. M., Genevieve, L., Mpelumbe-Ngeleja, C. A. R. e Tinuga, D. K. (2009). Serological and virological investigations on an emerging peste des petits ruminants virus infection in goats and sheep in Tanzania, A paper presented at the 27th Tanzania Veterinary Association Scientific Conference. Arusha, Tanzânia.

Kumar, P., Tripathi, B. N., Sharma, A. K., Kumar, R., Sreenivasa, B. P., Singh, R. P., Dhar, P. e Bandyopadhyay, S. K. (2004). Pathological and immunohistochemical study of experimental peste des petits ruminants virus infection in goats. *Journal of Veterinary Medicine B* 51: 153-159.

Kusiluka, L. e Kambarage, D. (1996). Doenças causadas por vírus In: Diseases of Small Ruminants: A Handbook of common diseases of sheep and goats in subSaharan Africa (Manual das doenças comuns dos ovinos e caprinos na África Subsariana). VETAID, Escócia. pp. 66-86.

Lefevre, P. C. e Diallo, A. (1990). Peste dos pequenos ruminantes. *Revue Scientifique et Techinique de l 'Office International des Epizooties (Revista Científica e Técnica do Gabinete Internacional das Epizootias*) 9: 951-965.

Megan, S. H., Takemasa, S. e Anthony, P. S. (2010). Revisão Montagem e brotamento de Paramyxovirus: Construindo partículas que transmitem infecções. *The International Journal of Biochemistry and Cell Biology* 42: 1416-1429.

Muhammad, A., Syed, M. J., Muhammad, J. A., Manzoor, H. e Qurban, A. (2009). Peste des petits ruminants virus (PPRV) infection; Its association with species, seasonal variations and geography. *Tropical Animal Health Production* 41: 1197-1202.

Neumann, G., Whitt M. A. e Kawaoka Y. (2002). Uma década após a geração de um vírus de ARN de sentido negativo a partir de cDNA clonado - o que aprendemos? *Journal of General Virology* 83: 2635-2662.

Nussieba, A. O., Ali, A. S., Mahasin, E. A. R. e Fadol, M. A. (2009). Seroprevalências de anticorpos contra o vírus da Peste dos Pequenos

Ruminantes (PPR) em ovinos e caprinos no Sudão. *Tropical Animal Health Production* 41: 1449-1453.

Obidike, R. I., Ezeibe, M. C. O., Omeje, J. T. N. e Ugwuomarima, K. G. (2006). Incidência de Peste de Petits ruminants em cabras de criação e de mercado em Nsukka, Estado de Enugu, Nigéria. *Boletim de Saúde e Produção Animal em África* 54: 148-150.

Ogunsanmi, A. O., Awe, E. O., Obi, T. U. e Taiwo, V. O. (2003). Anticorpos contra o vírus da Peste dos Pequenos Ruminantes (PPR) no Duiker cinzento africano (Sylvicapra grimmia). *Jornal Africano de Investigação Biomédica* 6: 59-61.

Otte, M. J., Nugent, R. e McLeod, A. (2004). Transboundary Animal Diseases: Assessment of socio-economic impacts and institutional responses. FAO, Livestock Informação e e Política Pecuária, AGAL. [http://www.fao.org/ag/againfo/resources/en/publications/sector_discuss/PP_Nr 9 _Final.pdf] sítio visitado em 25/4/2012.

Ozkul, A., Akca, Y., Alkan, F., Barrett, T., Karaoglu, T., Dagalp, S. B., Anderson, J., Yesilbag, K. e Cokcaliskan, C. (2002). Prevalência, distribuição e gama de hospedeiros do vírus da Peste dos Pequenos Ruminantes, Turquia. *Emerging Infectious Diseases* 8: 708-712.

Ozlem, O., Mehmet, K., Mehmet, H. e Sibel, Y. (2009). Achados patológicos, serológicos e virológicos em ovinos infectados simultaneamente com os vírus da língua azul, da peste dos pequenos ruminantes e da febre catarral ovina. *Tropical Animal Health Production* 41: 951-958.

Robert, A. L. e Griffith, D. P. (2007). Paramyxoviridae. In: Fields Virology, Volume 1, 5th ed. (Editado por Knipe, D. M. e Howley P. M.) Lippincott Williams & Wilkins, Massachusetts. pp. 1450-1496.

Roeder, P. L., Abraham, G., Kenfe, G. e Barrett, T. (1994). Peste des petits ruminants in Ethiopian goats (Peste dos pequenos ruminantes em cabras da Etiópia). *Tropical Animal Health and Production* 26(2): 6973.

Saravanan, P., Sen, A., Balamurugan, V., Rajak, K. K., Bhanuprakash, V., Palaniswami, K. S., Nachimuthu, K., Thangavelu, A. e Dhinakarraj, G. (2010).

Comparative efficacy of peste des petits ruminants (PPR) vaccines (Eficácia comparativa das vacinas contra a peste dos pequenos ruminantes). *Biologicals* 38: 479-485.

Scott, G. R. (1981). Rinderpest and peste des petits ruminants. Em Gibbs, E. P. J. (Ed.). Virus Diseases of Food Animals. Vol. II Disease Monographs. Academic Press, Nova Iorque. pp. 401-425. 401-425.

Singh, K. R., Balamurugan, V., Bhanuprakash, V., Saravanan, P. e Yadav, M. P. (2009). Possible control and eradication of peste des petits ruminants from India: technical aspects (Possível controlo e erradicação da peste dos pequenos ruminantes na Índia: aspectos técnicos). *Veterinaria Italiana* 45(3): 449-462.

Singh, R. P. (2011). Estratégias de controlo da peste dos pequenos ruminantes nos pequenos ruminantes da Índia. Revue Scientifique et Techinique de l'Office International des Epizooties *(Revista Científica e Técnica do Gabinete Internacional de Epizootias*) 30(3): 879-887.

Singh, R. P., Saravanan, P., Sreenivasa, B. P., Singh, R. K. e Singh, B. (2004). Prevalence and distribution of peste des petits ruminants virus infection in small ruminants in India (Prevalência e distribuição da infeção pelo vírus da peste dos pequenos ruminantes em pequenos ruminantes na Índia). Revue Scientifique et Technique *(Revista Científica e Técnica)* 23: 807-819.

Swai, E. S., Kapaga, A., Kivaria, F., Tinuga, D., Joshua, G. e Sanka, P. (2009). Prevalência e distribuição de anticorpos contra o vírus da peste dos pequenos ruminantes em vários distritos da Tanzânia. *Veterinary Research Communications* 33: 927-936.

Taylor, W. P., Abusaidy, S. e Barret, T. (1990). The epidemiology of PPR in the sultanate of Oman (A epidemiologia da PPR no sultanato de Omã). *Veterinary Microbiology* 22: 341-352.

Toplu, N. (2004). Achados patológicos caraterísticos e não caraterísticos na peste dos pequenos ruminantes (PPR) dos ovinos no distrito de Ege, na Turquia. *Journal of Comparative Pathology* 131: 135-141.

Tufan, M. (2006). Autoridades de saúde animal e doenças animais transfronteiriças na Turquia. *Journal of Veterinary Medicine, B Infectious Diseases Veterinary Public Health* 53(Suppl. 1): 35-37.

Wang, Z., Bao J., Wu, X., Liu, Y., Li, L., Liu, C., Suo, L., Xie, Z., Zhao, W., Zhang, W., Yang, N., Li, J., Wang, S. e Wang, J. (2009). Vírus da Peste dos Pequenos Ruminantes no Tibete, China. *Doenças Infecciosas Emergentes* 15(2): 299-301.

Waret-Szkuta, A., Roger, F., Chavernac, D., Yigezu, L., Libeau, G., Pfeiffer, D. U. e Guitian, J. (2008). Peste des petits ruminants (PPR) na Etiópia: análise de um inquérito serológico nacional. *BMC Veterinary Research* 4(34): [http:ZZwww.biomedcentral.com/1746-6148/4Z34] sítio visitado em 12/3/2012.

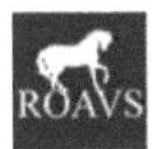

www.roavs.com EISSN: 2223-0343

Pareceres de investigação em ciências veterinárias e animais

RESULTADOS CLÍNICO-PATOLÓGICOS DO SURTO DE PESTE DOS PEQUENOS RUMINANTES (PPR) DE 2011 NO DISTRITO DE TANDAHIMBA, NO SUL DA TANZÂNIA

Epaphras A Muse[1], Ramadhan B Matondo[2], Esron D Karimuribo[3], Gerald Misinzo [4], Mbyuzi O Albano[5] e George C Gitao[6]

[1]Tanzania National Parks, Ruaha National Park, Iringa, Tanzania; department of Veterinary Pathology, Faculty of Veterinary Medicine, Sokoine University of Agriculture, Morogoro, Tanzania; [3]Department of Veterinary Medicine and Public Health, Faculty of Veterinary Medicine, Sokoine University of Agriculture, Morogoro, Tanzania; [4]Department of Veterinary Microbiology and Parasitology, Faculty of Veterinary Medicine, Sokoine University of Agriculture, Morogoro, Tanzania; [5]Veterinary Investigation Centre, Southern Zone, P.O. Box 186, Mtwara, Tanzânia; [6]Department of Veterinary Pathology, Microbiology and Parasitology, College of Agriculture and Veterinary Sciences, University of Nairobi, Nairobi, Quénia

Resumo

Embora tenham sido registados surtos de PPR no norte da Tanzânia desde 2008, não houve descrição da manifestação clínica ou patológica da doença, um critério importante para orientar os veterinários e os agricultores no reconhecimento e diagnóstico adequados da doença. Por conseguinte, foi realizado um estudo para investigar e descrever os sinais clínicos e as lesões patológicas associados ao surto de Peste dos Pequenos Ruminantes (PPR) de 2011 em caprinos e ovinos no distrito de Tandahimba, localizado no sul da Tanzânia. A investigação envolveu a recolha do historial e a realização de exames clínicos de casos suspeitos de PPR (25 caprinos e 3 ovinos) no distrito em estudo, que não tinham historial de vacinação contra a PPR nem doença anterior devida à PPR. Este trabalho foi complementado pela recolha de amostras patológicas e de espécimes para exame laboratorial. Foi efectuada uma autópsia detalhada em três animais sacrificados, seguida da recolha de amostras, incluindo pulmões, fígado, baço e gânglios linfáticos, para exame histopatológico. Foram também recolhidas amostras clínicas de 30 animais, que incluíam zaragatoas de lesões oculares, nasais e bucais, para confirmação da PPR através da deteção do ácido ribonucleico da PPR utilizando a reação em cadeia da polimerase com transcrição reversa (RT-PCR). Os exames clínicos dos casos revelaram sinais sugestivos de PPR, incluindo depressão grave, febre alta (41°C), anorexia, corrimento nasal muco-pulverulento, estomatite erosiva e necrótica, diarreia ligeira e nódulos cutâneos. O exame post mortem revelou provas de pneumonia, incluindo congestão e consolidação pulmonar, aumento da espessura das paredes inter-alveolares, infiltração moderada de células inflamatórias nas camadas subepiteliais e perivasculares dos bronquíolos. No total, 56,7% das amostras (n=30) testadas foram positivas para PPR por RT-PCR. Este estudo confirmou e descreveu a presença de PPR no sul da Tanzânia. Recomenda-se a realização de um estudo mais pormenorizado, incluindo outros distritos, para obter mais informações sobre a magnitude e os factores associados à PPR no sul da Tanzânia.

Palavras-chave: PPR; nódulos cutâneos; pneumonia; PPRV, morbilivírus

Para citar este artigo: Muse EA, RB Matondo, ED Karimuribo, G Misinzo, MO Albano e GC Gitao, 2012. Achados clínico-patológicos do surto de Peste des Petits Ruminants (PPR) de 2011 no distrito de Tandahimba, no sul da Tanzânia. Res. Opin. Anim. Vet. Sci., 2(4), 256-262.

Introdução

A Peste des Petits Ruminants (PPR) é uma doença aguda, altamente contagiosa e infecciosa, específica dos pequenos ruminantes e dos pequenos animais selvagens (Nussieba et al., 2009a). A doença é causada pelo vírus da Peste dos Pequenos Ruminantes (PPRV).

O PPRV é um membro da ordem Mononegavirales, família Paramyxoviridae, subfamília Paramyxovirinae e género morbillivirus. Os Paramyxoviridae são envelopados e contêm genomas de ARN de cadeia simples não segmentado de sentido negativo (Enveloped (-) ssRNA) de aproximadamente 16 kb (Chauhan et el., 2009) com um único serótipo.

A transmissão da PPR é feita por contacto direto entre animais infectados e animais susceptíveis, por contacto próximo ou por via respiratória e oral. Os animais saudáveis inalam gotículas finas infectadas contendo o vírus que são libertadas para o ar a partir de secreções e excreções quando os animais infectados tossem ou espirram (Khan et al., 2008; Chauhan et al., 2009).

O PPRV tem como alvo as células epiteliais e os pneumócitos, levando a achados patológicos da PPR nos sistemas digestivo e respiratório. As lesões respiratórias incluem pneumonia intersticial e broncopneumonia bacteriana ou pneumonia fibrinóide (Aruni et al., 1998). Outro estudo mostrou pulmões com pneumonia bronquiointersticial descrita pela proliferação do epitélio de revestimento dos bronquíolos, difusão intensa de células mononucleares principalmente linfóides, macrófagos e células plasmáticas no periducto, no tecido intersticial e nos lúmens dos alvéolos (Nussieba et al., 2009b). Os gânglios linfáticos são caracterizados por edema na cortical e na medula e infiltração de células mononucleares, bem como de células gigantes nas áreas subcapsulares e nos seios medulares (Nussieba et al., 2009b).

A doença é endémica e comum em caprinos *(Capra hircus)* e ovinos *(Ovis aries)* na Ásia, China, Médio Oriente, partes orientais da Europa, África Ocidental, Central e Oriental (Banyard et al., 2010). Os principais hospedeiros da PPR são os caprinos e os ovinos, sendo que os caprinos são frequentemente mais afectados do que os ovinos (Nussieba et al., 2009b). Na população ingénua, a PPR ocorre sob a forma de epizootia com uma morbilidade de 80-90% e uma mortalidade entre 50 e 80% (Lefevre e Diallo, 1990; Chauhan et al., 2009).

Na Tanzânia, o surto de PPR foi relatado pela primeira vez em 2008 na parte norte do país (Swai et al., 2009) e acredita-se que tenha sido introduzido a partir do Quénia. Recentemente, a PPR eclodiu na parte sul da Tanzânia no início de 2010, ameaçando uma população local de mais de 13,5 milhões de cabras e mais de 3,5 milhões de ovelhas (FAO, 2010).

Os ovinos e caprinos constituem mais de 30% da utilização doméstica de carne em África. Dado que os pequenos ruminantes cobrem o rendimento familiar da maioria das famílias pastoris, a sua capacidade de geração de rendimento presente e futura é largamente afetada, resultando num impacto negativo nos meios de subsistência e na segurança alimentar da comunidade pastoril (Banyard et al., 2010). As mulheres e as crianças são ainda mais afectadas, uma vez que estão mais envolvidas na produção de ovinos e caprinos (Kumar et al., 2003). Além disso, a doença tem um impacto negativo nos mercados locais e internacionais de comércio de gado.

Embora tenham sido registados surtos de PPR na Tanzânia, no norte do país, desde 2008, não houve descrição da manifestação clínica ou patológica da doença, o que é importante para orientar os veterinários e os agricultores na identificação e no diagnóstico de casos de PPR. Quando uma nova doença é introduzida numa zona, é provável que seja confundida com outras doenças e, além disso, a falta de instalações laboratoriais obriga à utilização de sinais clínicos para o diagnóstico no terreno. Uma imagem clara dos sinais e lesões (definição de caso padrão) que possa ser utilizada para definir uma doença é importante durante a investigação e o controlo da doença.

O objetivo geral deste estudo foi realizar um estudo descritivo sobre a PPR com base no surto da doença no sul da Tanzânia em 2011 e descrever as manifestações clínicas e as lesões patológicas associadas aos casos clínicos, bem como a confirmação da PPR através da deteção do ácido ribonucleico do vírus. Os resultados deste estudo ajudariam os médicos veterinários, os criadores de gado e outras partes interessadas a nível regional e nacional a compreender melhor, reconhecer e instituir medidas adequadas de controlo da doença para evitar a propagação da doença e reduzir o impacto da doença nos meios de subsistência e na segurança alimentar na região.

Materiais e métodos

Área de estudo

A investigação da doença PPR foi efectuada nas aldeias de Mkulung'ulu e Bondeni, no distrito de Mahuta, em Tandahimba, na região de Mtwara. A área de estudo situa-se no sul da Tanzânia (Fig. 1). A seleção das aldeias baseou-se na presença de casos suspeitos activos de PPR, tal como comunicados ao Gabinete de Desenvolvimento Agrícola e Pecuário do Distrito de Tandahimba (DALDO). A área de estudo situa-se entre a Latitude 10°42' e 10° 52' a Sul do Equador, e a Longitude 39°24' e 39° 47' a Este de Greenwich, a uma altitude de 100-800 m acima do nível do mar. A chuva é monomodal, com a estação chuvosa a começar em novembro a maio e uma precipitação total média de 6001000mm. A temperatura média mensal varia de 23°C a 27°C e a humidade relativa varia entre 79% e 87%. As estatísticas baseadas nos números disponíveis nos Gabinetes do Conselho Distrital (DVO) mostram que o distrito de Tandahimba tem uma população de 203.837 habitantes e um efetivo pecuário de cerca de 149.945 cabras e 2.348 ovelhas. Este distrito faz fronteira com o distrito de Mueda, na província de Cabo Delgado, em Moçambique.

Animais e recolha de amostras

Os proprietários de caprinos e ovinos que participaram neste estudo foram selecionados propositadamente com base na presença de casos suspeitos de PPR nos seus rebanhos. A recolha do historial incluiu, entre outras, perguntas sobre a introdução de novos animais e de animais comprados em mercados de animais vivos; morbilidade e mortalidade; qualquer tratamento e seus efeitos; incidências e sinais clínicos semelhantes anteriores; sistema de pastoreio; presença e frequência de serviços veterinários e qualquer vacinação efectuada.

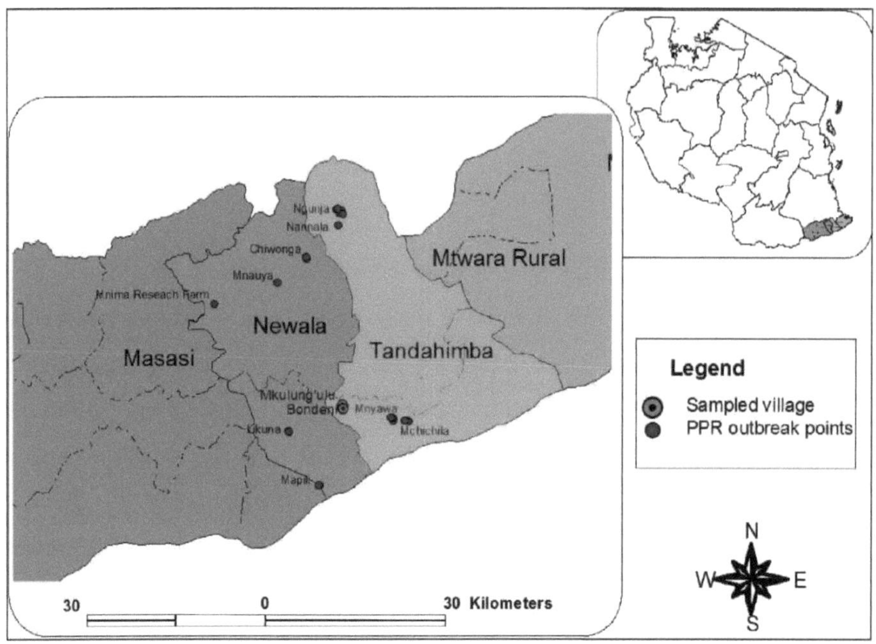

Fig. 1: Mapa que mostra duas aldeias (distrito de Mahuta) com um surto recente de PPR em março de 2011

Durante o exame clínico, os animais foram bem identificados pelos proprietários e foram-lhes atribuídos números de caso durante a recolha de dados biográficos. Os animais foram primeiro inspeccionados visualmente à distância e o ambiente foi examinado. Em seguida, os animais doentes foram imobilizados pelos proprietários para serem submetidos a exames clínicos pormenorizados e para se registar a temperatura rectal com um termómetro clínico. O número de animais examinados clinicamente para detetar sinais de PPR foi de 75 cabras e 11 ovelhas. Entre a população estudada, 25 (33,3%) caprinos e 3 (27,3%) ovinos apresentaram sinais clínicos, dos quais 7 (28,0%) caprinos morreram.

Deteção do PPRV por Reação em Cadeia da Polimerase com Transcrição Reversa (RT-PCR)

As amostras para exame virológico das descargas nasais e oculares, bem como a saliva das úlceras orais, foram colhidas de animais clinicamente doentes (n=30) utilizando zaragatoas estéreis (BD, Maryland, EUA). Os esfregaços foram colocados num meio de transporte viral universal (BD, Maryland, EUA) para vírus, clamídias, micoplasmas e ureaplasmas. As amostras foram transportadas refrigeradas em gelo para análise posterior.

Foram recolhidas amostras patológicas e clínicas de 30 animais, incluindo pulmões, fígado, baço, gânglios linfáticos e esfregaços oculares, nasais e bucais. As amostras clínicas de cada animal foram agrupadas para análise virológica utilizando RT-PCR para confirmar a presença de PPRV em casos suspeitos.

A extração de ARN das amostras foi efectuada utilizando um kit comercial de extração de ARN (Nucleospin RNA virus, Macherey-Nagel, GmbH, Duren, Alemanha). O ARN foi convertido em ADN utilizando uma enzima de transcriptase reversa (Superscript III Platinum One-Step qRT-PCR System, Invitrogen, Carlsbad, CA) a 55°C durante 30 minutos.

Posteriormente, um fragmento de ADN de 350 pb do gene da nucleoproteína (NP) foi amplificado por PCR com o conjunto de iniciadores específicos NP3 (5' - TCT CGG AAA TCG CCT CAC AGA CTG - 3') e NP4 (5' - CCT CCT CCT CCT GGT CCT CCA GAA TCT- 3'), tal como descrito por Couacy-Hymann et al., (2002). A reação de amplificação por PCR foi realizada num termociclador de ADN (Step One Real time PCR systems, Applied Biosystems, Singapura) com uma desnaturação inicial a 95 °C durante 10 minutos, seguida de 40 ciclos com desnaturação a 94 °C durante 30 segundos, recozimento a 55 °C durante 30 segundos e extensão a 72 °C durante 30 segundos. A reação de amplificação foi completada por uma extensão final a 72°C durante 7 min.

Os produtos da PCR (amplicões) foram analisados por eletroforese num gel de agarose a 2% corado com brometo de etídio, visualizado sob um transiluminador UV e fotografado.

Estudo histopatológico

Foi efectuada uma autópsia pormenorizada em três animais gravemente doentes que foram sacrificados. Os proprietários dos animais sacrificados foram indemnizados. Foram recolhidas amostras patológicas incluindo pulmões, fígado, baço, gânglios linfáticos e intestinos. As amostras foram conservadas em formalina neutra tamponada a 10% e posteriormente incluídas em parafina. A coloração com hematoxilina e eosina foi efectuada em secções de tecido de 5pm de espessura. As secções coradas foram examinadas ao microscópio de luz ligado a uma câmara digital e foram tiradas fotografias.

Resultados

O surto suspeito de PPR em caprinos e ovinos nas aldeias em estudo foi notificado pela primeira vez em março de 2011. A história recolhida indicava que tinham sido observadas mortes esporádicas de cabras antes do surto. Mais tarde, registou-se um aumento abrupto da mortalidade entre os caprinos de diferentes grupos etários no mês de março, no início das chuvas. As ovelhas também foram afectadas, mas em menor grau do que as cabras. Todos os animais examinados não tinham historial de vacinação contra a PPR nem historial de doença anterior devida à PPR. O historial revelou que as cabras doentes foram tratadas com antibióticos e multivitaminas, mas não se observou uma resposta significativa. Os ovinos recuperaram geralmente com tratamento de apoio.

Sinais clínicos

Os sinais clínicos observados nos animais doentes incluíram febre alta (41°C), depressão, anorexia, lacrimação purulenta, vermelhidão da conjuntiva e emaranhamento das pálpebras. Outros sinais observados foram descargas nasais purulentas, dificuldade respiratória e tosse, ulceração da membrana mucosa oral com mau cheiro. Alguns animais apresentavam feridas nasais graves. Uma cabra estava tão gravemente afetada que o nariz se desprendeu durante a manipulação (não ilustrado). A maioria dos animais examinados apresentava nódulos por todo o corpo (Fig. 2). A diarreia só foi observada na fase inicial e dois agregados familiares referiram abortos em cabras prenhes. Os proprietários dos rebanhos notaram que os cabritos tinham a maior taxa de mortalidade em comparação com os animais mais velhos.

Lesões grosseiras

Estava presente espuma purulenta na boca, nas narinas e na traqueia dos animais mortos com parênquima pulmonar firme e consolidado, severamente congestionado (Fig. 3). Os gânglios linfáticos, em particular o gânglio linfático retrofaríngeo, e o baço estavam distendidos, congestionados e edematosos. As lesões pulmonares eram variáveis, com outros animais a apresentarem pulmões hiperémicos com vermelhidão escura e atelectasia. Em todos os animais examinados, as lesões pulmonares ocorreram nos lobos ventrais do crânio. Foram encontradas úlceras nos palatos mole e duro, no nariz, nos lábios e na face. Além disso, foram encontrados nódulos por todo o corpo, que eram firmes, moviam-se livremente com a pele e não eram dolorosos à palpação (Fig. 2). Os animais apresentavam uma condição corporal deficiente. Foram observadas orquite e pós-eritema em animais com nódulos ulcerados no escroto e no prepúcio, respetivamente. As lesões macroscópicas observadas nos caprinos eram semelhantes às observadas nos ovinos, mas eram menos graves em comparação com as dos caprinos e encontravam-se principalmente à volta das comissuras orais.

Achados histopatológicos

Os pulmões apresentaram um aumento da espessura das paredes inter-alveolares, infiltração de células mononucleares e um número moderado de neutrófilos nas paredes alveolares e bronquiolares camada subepitelial (Fig. 4). A esplenite era evidente com a cápsula e as trabéculas infiltradas com células mononucleares. Observavam-se células reticuloendoteliais hiperplásicas da polpa esplénica congestionada, macrófagos, plasmócitos e células gigantes. Os sinusóides estavam dilatados e revestidos por células hipertrofiadas e necrose das células. Observou-se um aumento dos seios linfáticos revestidos por células endoteliais hipertrofiadas. Os nódulos corticais foram substituídos por sinusóides largos com um mínimo de células linfocitárias. A necrose focal das trabéculas e os nódulos linfáticos foram substituídos por sinusóides espessos com alguns linfócitos. Histologicamente, os nódulos cutâneos não ulcerados apresentavam uma inflamação linfocítica acompanhada de outras células mononucleares, que se encontravam principalmente na endoderme (Fig. 5). Macrófagos e alguns linfócitos também estavam presentes na derme (Fig. 5). Os nódulos ulcerados apresentavam uma crosta espessa que cobria a área ulcerada, com uma mistura de linfócitos, macrófagos e neutrófilos degenerados. A foliculite luminal (seta) e mural (cabeça de seta) era dominada pela infiltração linfocítica; estavam também presentes outras células mononucleares e neutrófilos degenerados (Fig. 5).

Tabela 1: Distribuição dos resultados de RT-PCR por animais amostrados em Tandahimba

Category	Sub-category	No. examined	RT-PCR results [n (%)]
Age	Adult	12	7 (58.3)
	Sub-adult	15	8 (53.3)
	Kids*/Lambs	3	2 (66.6)
Sex	Female	19	11 (57.9)
	Male	11	6 (54.5)
Species	Caprine (goats)	27	17 (63.0)
	Ovine (sheep)	3	0 (0.0)

* Todos os animais jovens examinados eram cabritos

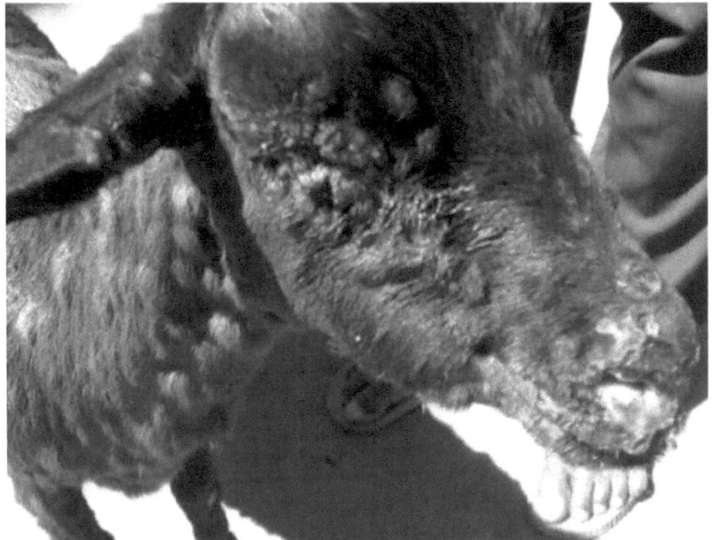

Fig. 2: Úlceras graves nas narinas, nos lábios e na face, com emaranhamento das pálpebras e lesões cutâneas nodulares numa cabra

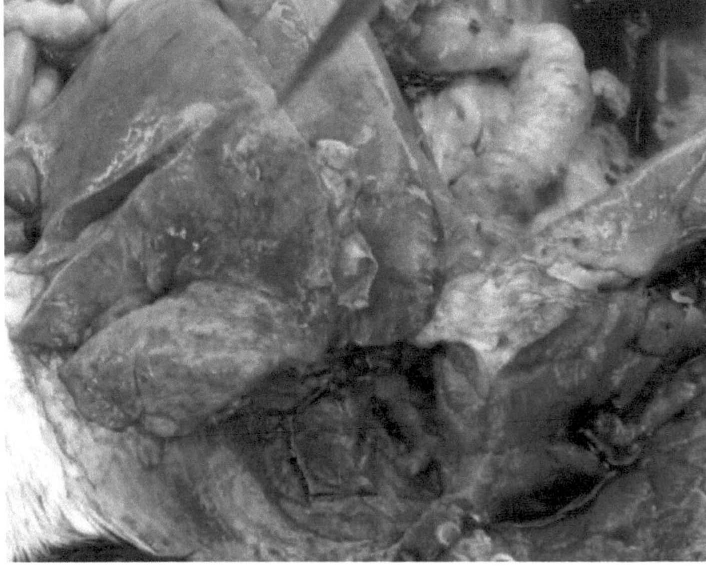

Fig. 3: Hiperemia pulmonar e consolidação durante a necropsia

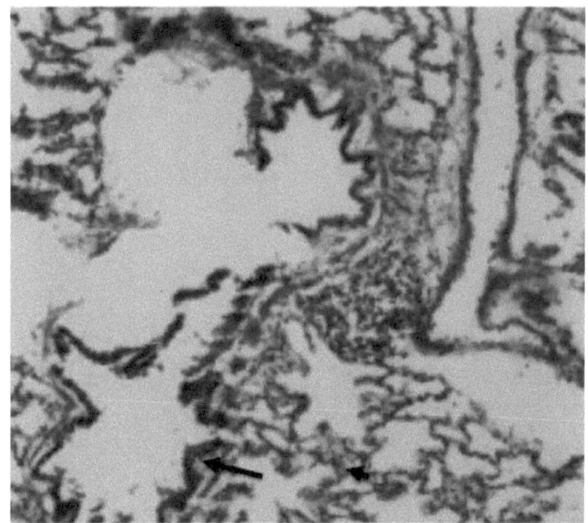

Fig. 4: Pneumonia aguda - paredes inter-alveolares espessadas (cabeça de seta), infiltração de células inflamatórias na camada subepitelial bronquiolar (seta)

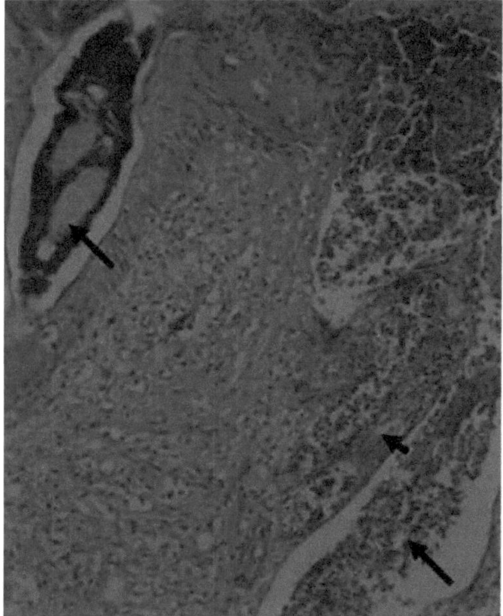

Fig. 5: Coloração H&E de uma lesão cutânea que mostra uma crosta espessa que cobre a infiltração luminal (seta) e mural (cabeça de seta) de células inflamatórias mononucleares.

Resultados da RT-PCR

Das 30 amostras submetidas a RT-PCR, 17 (56,7%) foram amplificadas com sucesso, confirmando que os animais doentes eram casos de PPR (Fig. 6). A distribuição dos resultados da PCR por categoria etária, sexo e espécie animal está resumida na Tabela 1.

Discussão

Os sinais clínicos exibidos pelas cabras e ovelhas eram semelhantes aos relatados noutros estudos (Ahmad et al., 2005; Das et al., 2007; Chauhan et al., 2011), exceto no que diz respeito a lesões cutâneas nodulares pronunciadas. Os dados recolhidos na área de estudo no distrito de Tandahimba mostraram 73,1%, 37,4% e 51,2% de morbilidade da doença, mortalidade bruta e percentagens de casos fatais, respetivamente (Muse et al., 2012). As cabras foram mais afectadas do que as ovelhas no presente surto, um fenómeno observado noutros locais (Aruni et al., 1998; Kumar et al., 2004; Chauhan et al., 2011).

Todos os grupos de idade, sexo e raça foram afectados. Observou-se que as fêmeas prenhes abortaram durante este surto, tal como referido por Kulkarni et al. (1996) e Baron et al. (2011). A elevada letalidade observada é atribuída à broncopneumonia.

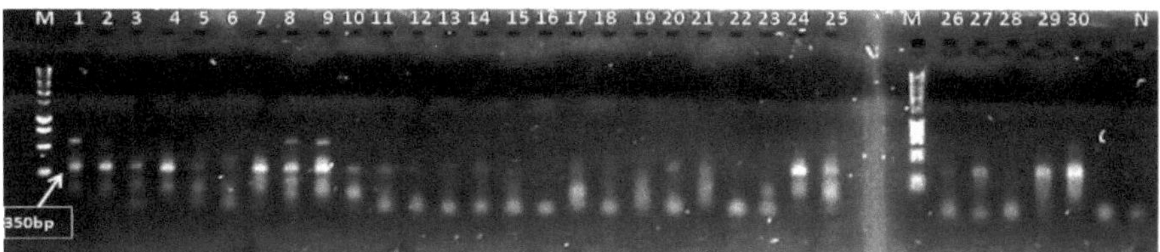

Fig. 6: Bandas do genoma viral do ADN da PPR; Faixa M - marcador de peso molecular; Faixa N - controlo sem nuclease (negativo); Faixas 1,2,3,4,7,8,9,24,25, 27,29,30 - amostras fortemente positivas; Faixas 10,11,14,20,26 - fracos positivos.

Neste estudo, não se registou um grande envolvimento entérico e os sintomas concentraram-se principalmente no sistema respiratório, tal como também observado por Aruni et al. (1998). O início clínico da doença foi súbito, com pirexia, corrimento intenso dos olhos e exsudados purulentos das narinas. Registaram-se mais mortes em animais jovens, tal como observado noutros estudos (Abdollahpour et al., 2006; Nussieba et al., 2009b).

Embora neste estudo os nódulos cutâneos estivessem presentes em todo o corpo, outros relataram pequenos nódulos cutâneos fora dos lábios, ao redor do focinho (FAO, 1999; Baron et al., 2011). Neste surto, os nódulos cobriam todo o corpo, mas o úbere não apresentava lesões. Na varíola caprina, os nódulos afectam áreas sem pelo, incluindo a glândula mamária, a membrana mucosa e a infeção ligeira ocorre em adultos (Rao e Bandyopadhyay, 2000). Não se registaram lesões nodulares nos órgãos internos, que se verificam na varíola caprina e ovina, provavelmente porque a doença foi detectada pela primeira vez numa população ingénua.

A autópsia mostrou achados consistentes, como o exsudado espumoso na traqueia, a consolidação grave do parênquima pulmonar e a atelectasia no surto atual, que eram sugestivos de envolvimento do PPRV, tal como observado por outros (Kumar et al., 2004; Toplu, 2004; Chauhan et al., 2009; Chauhan et al., 2011).

A situação epidemiológica desta doença na área de estudo não revelou qualquer registo de PPR no passado. O rastreio retrospetivo revelou que a origem do primeiro surto foi atribuída à compra de animais doentes no mercado de gado em Dar es Salaam (Muse et al., 2012). A deslocação dos animais predispôs-os a surtos em todo o distrito, especialmente a partir do mercado local e da mistura de animais durante o pastoreio.

A presença do vírus foi confirmada em esfregaços oculares, nasais e orais e em amostras de tecido. Globalmente, 57,6% (n=30) das amostras foram positivas com a técnica de análise RT-PCR.

A presença do vírus e, por conseguinte, a sua excreção através do corrimento oculonasal e da saliva no início dos sinais clínicos é o aspeto epidemiológico mais importante na propagação da doença.

Os resultados de um ensaio de imunoabsorção enzimática competitiva (cELISA) baseado num anticorpo monoclonal específico (MAb) revelaram a presença de anticorpos séricos em animais clinicamente saudáveis recuperados e em contacto. Os dados de amostras de soro recolhidas de cabras e ovelhas mostraram que a prevalência de anticorpos contra o PPRV era de 55,5% no distrito de Tandahimba (Muse et al., 2012).

A PPR é uma doença importante que ameaça atualmente a população de milhões de pequenos ruminantes no sul da Tanzânia e nos países vizinhos. A PPR é uma das doenças animais prioritárias cujo controlo é considerado importante para a redução da pobreza (Chauhan et al., 2009). É urgentemente necessária mais investigação para compreender a dinâmica da doença. A PPR é considerada uma doença de prioridade ainda mais elevada devido ao facto de o PPRV poder infetar búfalos, camelos e pequenas populações de animais selvagens.

Conclusões e recomendações

O diagnóstico de PPR baseou-se no exame clínico, na patologia macroscópica, nos achados histológicos sugestivos de PPRV e a confirmação laboratorial do vírus foi efectuada utilizando RT-PCR para a deteção de ácido ribonucleico.

O controlo e a prevenção de surtos de PPR dependem do controlo dos movimentos dos animais em combinação com a utilização de vacinas. O principal método de controlo envolve uma campanha de vacinação especificamente dirigida aos animais jovens, com 3-4 meses de idade (Aruni et al., 1998; Ahmad et al., 2005), a eliminação adequada das carcaças e dos fómites de contacto, a descontaminação e a restrição da importação de ovinos e caprinos das zonas afectadas.

Agradecimentos

Gostaríamos de expressar a nossa gratidão ao projeto RUFORUM (RU 2009 GRG 17TADS) pelo apoio a este trabalho. Estamos também muito gratos ao pessoal do Departamento de Patologia Veterinária da Universidade de Agricultura de Sokoine pela sua ajuda nos exames patológicos. Estamos muito gratos ao Dr. Makungu S. Lukas Mtwara do Centro de Investigação Veterinária (VIC) pela facilitação e coordenação no terreno. Agradecemos também ao pessoal do VIC, aos agentes de campo e aos agricultores pelas suas inestimáveis contribuições em termos de tempo e cooperação.

Referências

Abdollahpour, G., Raoofi, A., Najafi, J., Sasani, F. e Sakhaie, E. 2006. Clinical and Para-clinical findings of a Recent Outbreaks of Peste des Petits Ruminants in Iran (Achados clínicos e para-clínicos de surtos recentes de peste dos pequenos ruminantes no Irão). *Journal of Veterinary Medicine series B,* 53: 14-16.

Ahmad, K., Jamal, S.M., Ali, Q. e Hussein, M. 2005. Um surto de Peste des petits ruminants (PPR) num rebanho de cabras em Okara, Paquistão. *Pakistan Veterinary Journal,* 25 (3): 146-148.

Aruni, A.W., Lalitha, P.S., Mohan, A.C., Chitravelu, P. e Anbumani, S.P. 1998. Histopathological study of a natural outbreak of Peste des petits ruminants in goats of Tamilnadu (Estudo histopatológico de um surto natural de Peste des petits ruminants em cabras de Tamilnadu). *Small Ruminant Research,* 28: 233-240.

Banyard, C.A., Satya, P., Carrie, B., Chris, O., Olivier, K. e Genevieve, L. 2010. Revisão da distribuição global do vírus da Peste dos Pequenos Ruminantes e perspectivas de melhoria do diagnóstico e do controlo. *Jornal de Virologia Geral,* 91: 2885-2897.

Baron, M.D., Parida, S. e Oura, C.A.L. 2011. Peste dos pequenos ruminantes: um candidato adequado para a erradicação? *Registo Veterinário,* 169: 16-21.

Chauhan, H.C., Chandel, B.S., Kher, H.N., Dadawala, A.I. e Agrawal, S.M. 2009. Peste des petits ruminants virus infection in animals (Infeção pelo vírus da peste dos pequenos ruminantes em animais). *Veterinary World,* 2(4): 150155

Chauhan, H.C., Lambade, P.S., Sen, A., Dadawala, A.I., Ranaware, P.B., Chandel, B., Joshi, D.V., Patel, S.S., Pankaj, K., Shah, N.M. e Kher, H.N. 2011. The use of pathological and histopathological techniques in the diagnosis of Peste des petits ruminants in India (Utilização de técnicas patológicas e histopatológicas no diagnóstico da peste dos pequenos ruminantes na Índia). *Veterinaria Italiana,* 47(1): 41-47.

Couacy-Hymann, E., Roger, F., Hurard, C., Guillou, J.P., Libeau, G. e Diallo, A. 2002. Deteção rápida e sensível do vírus da Peste dos Pequenos Ruminantes através de um ensaio de reação em cadeia da polimerase. *Journal of Virological Methods,* 100: 17-25.

Das, K.K., Shil, N.K. e Islam, M.R. 2007. Sero-Epidemiological Investigation on Peste Des Petits Ruminants in Black Bengal Goats. *Bangladesh Journal of Microbiology,* 24(2): 143-145.

FAO (Organização das Nações Unidas para a Alimentação e a Agricultura). 1999. Um manual de campo sobre o reconhecimento da Peste dos Pequenos Ruminantes. http://www.fao.org/docrep/003/x1703e/ x1703e00.htm Obtido em 20 de abril de 2012

FAO (Organização das Nações Unidas para a Alimentação e a Agricultura). 2010. Peste des Petits no Sul da Tanzânia. http://coalgeology.com/deadly-animal-virus-peste-des-petits-ruminants- threatens-to-spread-to-southern-africa/8302/ Retrieved 09, April, 2012

Khan, M.A., Hussein, S.N., Bahadar, S., Ali, A. e Shah, I.A. 2008. Um surto de Peste des Petits Ruminants (PPR) em caprinos no distrito de Chitral, N.W.F.P., Paquistão. *Jornal de Agricultura e Ciências Biológicas,* 3(2): 19-22.

Kulkarni, D.D., Bhikane, A.U., Shaila, M.S., Varalakshmi, P., Apte, M.P. e Narladkar, B.W. 1996. Peste des petits ruminants in goats in India (Peste dos pequenos ruminantes em cabras na Índia). *Veterinary Record,* 138: 187-188.

Kumar, P., Tripathi, B.N., Sharma, A.K., Kumar, R., Sreenivasa, B.P., Singh, R.P. e Dhar, P. 2004. Pathological and Immune histochemical study of experimental Peste des petits ruminants virus infection in goats. *Journal of Veterinary Medicine series B,* 51: 153-159.

Kumar, S., Vihan, V.S. e Deoghare, P.R. 2003. Economic implication of diseases in goats in India with references to implementation of a health plan calendar. *Small*

Ruminant Research, 47: 159-164.

Lefevre, P.C. e Diallo, A. 1990. Peste des Petites Ruminants in goats in Rawalpindi. *Pakistan Veterinary Journal,* 18: 224-226.

Muse, A.E., Karimuribo, D.E., Misinzo, G., Gitao, C.G., Mellau, S.B.L., Msoffe, L.M.P., Swai, S. e Albano, O.M. 2012. Investigação epidemiológica da introdução e factores de propagação da Peste des petits ruminants, sul da Tanzânia. *Onderste- poort Journal of Veterinary Research,* (No prelo).

Nussieba, A.O., Ali, A.S., Mahasin, E.A.R. e Fadol, M.A. 2009a. Seroprevalências de anticorpos contra o vírus da Peste dos Pequenos Ruminantes (PPR) em ovinos e caprinos no Sudão. *Tropical Animal Health Production,* 41: 1449-1453.

Nussieba, N.O., Ali, A.S., Rahman, M.E.A. e Fadol, M.A. 2009b. Achados patológicos, serológicos e virológicos em cabras infectadas experimentalmente com isolados sudaneses do vírus da Peste dos Pequenos Ruminantes (PPR). *Jornal de Virologia Molecular Geral,* 1(1): 1-6.

Rao, T.V.S. e Bandyopadhyay, S.K. 2000. A comprehensive review of goat pox and sheep pox and their diagnosis. *Animal Health Research Reviews,* 1(2): 127136.

Swai, E.S., Kapaga, A., Kivaria, F., Tinuga, D., Joshua, G. e Sanka, P. 2009. Prevalência e distribuição de anticorpos contra o vírus da Peste dos Pequenos Ruminantes em vários distritos da Tanzânia. *Veterinary Research Communications,* 33: 927-936.

Toplu, N. 2004. Achados patológicos caraterísticos e não caraterísticos na peste dos pequenos ruminantes (PPR) dos ovinos no distrito de Ege, na Turquia. *Journal of Comparative Pathology,* 131: 135-141.

INVESTIGAÇÃO EPIDEMIOLÓGICA SOBRE A INTRODUÇÃO E FACTORES DE PROPAGAÇÃO DA PESTE DOS PEQUENOS RUMINANTES, NO SUL DA TANZÂNIA

E.A.Muse[1*] , D.E. Kanmunbo[2] , C.G.· Gitao[3] , G.G. Misinzo[1] , L.S.B. Mellau[2] , L.M.P.Msoffe[2], S.E. Swai[4], e O.M.Albano[5]

1 Department of Veterinary Microbiology and Parasitology, Sokoine University of Agriculture, P. O. Box 3019, Chuo Kikuu, Morogoro, Tanzânia

2 Departamento de Medicina Veterinária e Saúde Pública, Universidade de Agricultura de Sokoine, P.O. Box 3021, Chuo Kikuu, Morogoro, Tanzânia

3 Departamento de Patologia Veterinária, Microbiologia e Patologia, Universidade de Nairobi, P.O. Box 29053, Nairobi, Quénia

4 Centro de Investigação Veterinária (VIC) Arusha, Zona Norte, P.O. Box 1068, Arusha, Tanzânia

5 VIC Mtwara, Zona Sul, P.O. Box 186, Mtwara, Tanzânia

* Autor a quem deve ser dirigida a correspondência. Correio eletrónico: epaphrasa@gmail.com

Resumo

Foi realizado um estudo para confirmar e identificar as fontes e elucidar os factores associados à introdução da Peste des Petits Ruminants (PPR) no sul da Tanzânia. Este estudo foi efectuado nos distritos de Tandahimba e Newala, na região de Mtwara, na sequência da suspeita de um surto de PPR na zona. Foram recolhidos dados qualitativos utilizando questionários semi-estruturados e entrevistas aprofundadas a informadores-chave, que incluíam proprietários de caprinos e ovinos com casos suspeitos de PPR e prestadores de serviços de saúde animal, bem como a autoridade administrativa local. Além disso, foram recolhidas 216 amostras de soro e 28 esfregaços para análises serológicas e

confirmação laboratorial virológica da doença. Os resultados mostram que a PPR foi introduzida pela primeira vez na aldeia de Likuna, no distrito de Newala, em fevereiro de 2009, através de cabras recém-adquiridas no mercado de gado de Pugu, situado a cerca de 700 km nos arredores da cidade de Dar es Salaam. Os factores que contribuíram para a propagação da PPR incluíram o pastoreio comunitário e os preços baratos dos animais doentes comprados pelos criadores de gado para abate noutras aldeias. Os resultados laboratoriais confirmaram a presença de PPR na zona por RT-PCR e a análise serológica revelou que a seroprevalência era de 31%. Estes resultados confirmaram, pela primeira vez, a introdução da PPR no sul da Tanzânia. A presença de PPR representa um risco elevado de propagação da doença para sul, para outros países da África Austral na região da SADC, exigindo assim esforços concertados e de colaboração na prevenção e controlo da doença para evitar perdas. Devem ser urgentemente investigados estudos mais elaborados sobre a propagação, a prevalência e os factores de risco associados à doença.

Palavras-chave: Peste dos pequenos ruminantes, Epidemiologia, serologia, Sul da Tanzânia

Para citar este artigo: Muse, E.A., Karimuribo, E.D., Gitao, G.C., Misinzo, G., Mellau, L.S.B., Msoffe, P.L.M. et al., 2012, "Epidemiological investigation into the introduction and factors for spread of Peste des Petits Ruminants, southern Tanzania", Onderstepoort Journal of Veterinary Research79(2), Art. #457, 6 páginas. http://dx.doi.org/10.4102/ojvr.v79i2.457.

Introdução

A peste dos pequenos ruminantes é uma doença infecciosa aguda e altamente contagiosa dos pequenos ruminantes domésticos e dos pequenos ruminantes selvagens, como antílopes, impalas e gazelas (Abu Elzein *et al.* 2004; Nussieba *et al.* 2009). A doença é causada pelo vírus da PPR (PPRv). O PPRv pertence a um género de Morbillivirus da família Paramixyoviridae. O PPRv é um serótipo único que se diferencia em quatro linhagens (I-IV) (Forsyth & Barrett, 1995; Couacy-Hymann *et al.* 2002). A distribuição geográfica das linhagens de PPR varia, uma vez que as linhagens I e II têm sido frequentemente comunicadas na África Ocidental (Banyard *et al.* 2010), a linhagem III tem sido comunicada na África Oriental, exceto no Sudão, onde se verificou que alberga a linhagem IV para além da linhagem III (Khalafalla *et al.* 2010). Por outro lado, a linhagem IV foi registada na África Central e do Norte, na Ásia e na China (Ozkul *et al.* 2002; Wang *et al.* 2009; Awa *et al.* 2000; Ayari-Fakhfakh *et al.* 2010; Balamurugan *et al.* 2010; Khalafalla *et al.* 2010).

A doença é transmitida por contacto direto de secreções ou excreções de animais infectados com animais saudáveis que se encontrem nas proximidades. Clinicamente, a PPR é caracterizada por um início súbito de depressão, febre, lacrimejamento, feridas na boca, dispneia e tosse, diarreia com mau cheiro e morte. Os achados post-mortem, normalmente limitados ao trato alimentar, consistem em estomatite erosiva extensa e gastroenterite heamorrágica, e incluem frequentemente estrias de congestão ao longo das dobras da mucosa, resultando no aspeto caraterístico de "riscas de zebra" (Chauhan *et al.* 2009). A broncopneumonia secundária é comum.

A doença é caracterizada por uma elevada morbilidade e mortalidade (50-80%) em populações de ovinos e caprinos ingénuos, com um impacto negativo nos meios de subsistência, na segurança alimentar e nas actividades socioeconómicas dos criadores de gado nas zonas afectadas. A doença também tem um impacto negativo nos mercados locais e internacionais de comércio de gado. Na Tanzânia, a doença limita os esforços dos agricultores e do governo para atingir o objetivo de desenvolvimento do milénio de erradicar a pobreza extrema e a fome.

Na Tanzânia, a PPR foi confirmada pela primeira vez em 2008 nas zonas do norte (Kivaria *et al.* 2009; Swai *et al.* 2009), onde esteve confinada até recentemente, quando se suspeitou que tivesse sido introduzida nas zonas do sul em 2010 (FAO, 2010). A presença da PPR no sul da Tanzânia representaria um risco elevado de propagação a toda a Comunidade de Desenvolvimento da África Austral (SADC), ameaçando devastar os meios de subsistência e a segurança alimentar de milhões de pequenos pastores e agro-pastores (FAO, 2010). Até à conceção do presente estudo, não tinha sido efectuada qualquer confirmação oficial da PPR nas regiões do sul do país. Os objectivos deste estudo foram:

- confirmar a presença de PPR em caprinos e ovinos nos distritos de Newala e Tandahimba, na região de Mtwara
- identificar as fontes e os factores que contribuíram para a introdução e a propagação da PPR no sul da Tanzânia
- descrever os factores epidemiológicos e as perdas nas aldeias afectadas.

As hipóteses eram confirmar se os casos suspeitos observados em caprinos e ovinos no sul da Tanzânia eram causados pela PPRv e descobrir quais os factores que facilitam a propagação da doença nesta zona.

Material e métodos

Área de estudo

O estudo foi realizado em oito aldeias selecionadas em dois distritos da região de Mtwara, os distritos de Newala e Tandahimba, no sul da Tanzânia, entre março e maio de 2011 (Figura 1.). O censo estimado para humanos, cabras e ovelhas nestes distritos é apresentado no Quadro 1. A área de estudo foi selecionada propositadamente na sequência de relatos de suspeita de um surto de PPR que dizimou os pequenos ruminantes nos distritos. Esta área faz fronteira com o distrito de Mueda, na província de Cabo Delgado, em Moçambique, com uma população de pequenos ruminantes que é ingénua à PPR. A área de estudo situa-se entre 2° 11' e 6° 14' S, e 35°11' e 38° 26' E a uma altitude de 100-800 m acima do nível do mar. A estação das chuvas começa em novembro/dezembro a abril/maio, com uma precipitação média anual de 893 - 1001 mm. A temperatura média mensal varia de 23 ^{o}C a 27 ^{o}C e a humidade relativa varia de 79% a 87%.

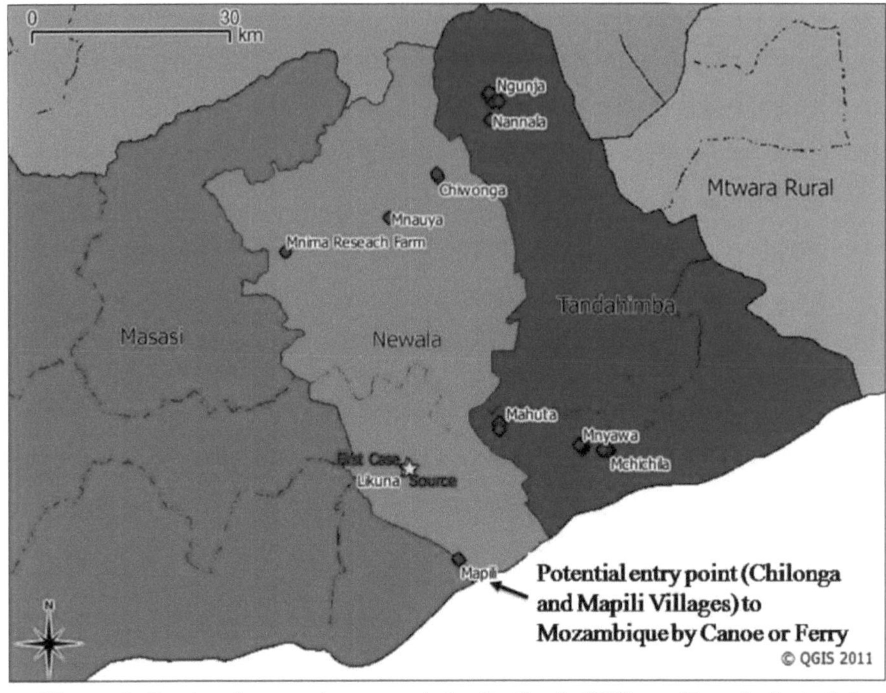

Figura 1: Pontos de amostragem e introdução da PPR em Newala (estrela)

Quadro 1: Proporção de agregados familiares, morbilidade, mortalidade, quimioterapia, vacinação e estatísticas relativas a caprinos, ovinos e pessoas

Parameter†	Newala (n=31)	Tandahimba (48)	Overall (79)
Households affected, %	19.4	81.3	57.0
Morbidity, %	4.8	73.1	48.9
Mortality (Crude), %	4.4	37.4	25.7
Case fatality, %	92.9	51.2	52.6

Households treated (Chemotherapy), %	22.6	43.8	35.4
Households vaccinated, %	0.0	0.0	0.0
Population statistics‡			
Goat	105,174	149,945	255,119
Sheep	2,085	2,348	4,433
Human	183,344	203,837	387,181

*, Os parâmetros são medidos em percentagem.

**, Estatísticas baseadas em números disponíveis nos respectivos Gabinetes do Conselho Distrital nos distritos de Newala e Tandahimba durante o estudo.

Conceção do estudo e recolha de dados

O presente estudo utilizou um desenho de estudo transversal em que as aldeias selecionadas foram visitadas uma vez entre março e maio de 2011. Foi efectuada uma amostragem selectiva dos animais nas aldeias com casos suspeitos de PPR, com base na opinião dos veterinários e líderes locais. Após a identificação dos agregados familiares com casos suspeitos, o investigador (EAM) realizou entrevistas pormenorizadas com os proprietários de caprinos e ovinos. Esta ação foi complementada com a seleção aleatória de cinco animais, caprinos ou ovinos, que foram submetidos a um exame clínico detalhado e à recolha de amostras.

Inquérito por questionário

Foi elaborado um questionário semi-estruturado, que foi testado no terreno em algumas famílias que criavam cabras e ovelhas nos dois distritos. As entrevistas centraram-se na recolha de informações sobre a dimensão do rebanho, a espécie, a idade e o sexo, o estado de saúde e de vacinação e a gestão. A idade foi aproximada e classificada como cabritos ou cordeiros (≤3 meses),

desmamados (>3 a ≤9 meses) e adultos >9 meses). Os dados sobre o estado de saúde foram recolhidos através do registo do historial de surtos ou ocorrências de doenças, dos seus sinais clínicos, do número total de animais doentes (utilizado para calcular a morbilidade), bem como das mortes gerais e específicas associadas aos casos clínicos observados (utilizado para calcular a mortalidade bruta e a letalidade da PPR). Os dados relativos à gestão dos rebanhos incluíam o acesso aos serviços de saúde animal e de extensão (presença, tipo e frequência dos serviços), as medidas tomadas após o surto, a frequência das visitas ao mercado de animais vivos e a adição de novos animais, bem como a fonte suspeita da infeção.

Foram realizadas entrevistas aprofundadas a informadores-chave para obter a opinião dos agentes locais de campo da pecuária (LFO), bem como dos funcionários do governo local nas aldeias e distritos afectados. O responsável veterinário distrital (DVO) do distrito de Newala e os responsáveis veterinários do Centro de Investigação Veterinária (VIC) de Mtwara também foram entrevistados para determinar onde e quando a PPR foi introduzida pela primeira vez no sul da Tanzânia e que medidas de controlo da doença foram instituídas antes do estudo atual.

Colheita de amostras para análise de ensaios de imunoabsorção enzimática competitiva

Foram colhidas 216 amostras de soro de caprinos e ovinos nos distritos de Newala e Tandahimba. Inicialmente, foram colhidas amostras de sangue da veia jugular de cada animal utilizando tubos Vacutainer simples. As amostras foram rotuladas de forma a permitir a identificação de cada animal e rebanho amostrado e mantidas numa posição inclinada durante a noite para permitir a separação do soro das amostras de sangue coagulado. O soro foi decantado e aliquotado em frascos criogénicos de 1,5 ml antes de ser transportado e armazenado temporariamente no VIC, Mtwara. Finalmente, as amostras de soro foram transportadas numa caixa frigorífica, arrefecidas em sacos de gelo, para o laboratório do VIC, em Arusha, onde foi efectuada a análise serológica.

Foi utilizado um ensaio de imunoabsorção enzimática competitiva (cELISA) com base em anticorpos monoclonais (MAb) (Diallo *et al.* 1995) para a deteção de anticorpos no soro contra o PPRv, utilizando um kit ELISA competitivo aprovado, tal como descrito por Singh *et al.* (2004a) e Swai *et al.* (2009). De acordo com o fabricante, a sensibilidade e a especificidade (tanto a nível dos animais como dos bandos) deste cELISA são de 99,4 e 94,5 %, respetivamente. Resumidamente, as placas ELISA foram revestidas com antigénio de PPR; o antigénio não ligado foi lavado com tampão e, em seguida, foram adicionadas amostras; foi adicionado um conjugado de peroxidase de rábano de coelho antimouse (HRPO) e incubado com agitação constante em cada fase. Adicionou-se a solução de substrato (dicloridrato de O-fenilenodiamina contendo H2O2), permitindo o desenvolvimento de uma reação colorida que foi interrompida com a adição de um volume igual de 1 M **de** H_2SO_4. As microplacas ELISA foram lidas com um leitor immunoskan (Flow laboratories, Reino Unido) com um filtro de inferência de 492 nm e ligadas a um computador carregado com o software ELISA Data Information (EDI) para leitura automática e cálculo dos valores da percentagem de inibição (PI).

Colheita de amostras para a Reação em Cadeia da Polimerase com Transcriptase Inversa

Foram colhidas amostras (n=28) de descargas nasais e oculares, bem como saliva de úlceras orais, de ovinos e/ou caprinos clinicamente doentes, utilizando zaragatoas estéreis que foram colocadas num meio de transporte viral contendo antibióticos e antifúngicos. As amostras foram transportadas em gelo para o laboratório de microbiologia da Universidade de Sokoine para análise posterior.

A análise virológica utilizou a Reação em Cadeia da Polimerase com Transcriptase Reversa (RT-PCR) para confirmar o envolvimento da PPR em casos suspeitos.

Resumidamente, o teste foi efectuado da seguinte forma: A extração de ARN das amostras foi efectuada utilizando um kit comercial de extração de ARN (Qiagen®); o ARN foi convertido em ADNc utilizando uma enzima de transcriptase reversa (Superscript III Platinum One-Step Quantitative, Invitrogen®). O cDNA foi amplificado utilizando primers NP3 e NP4 específicos para PPRv, tal como descrito anteriormente por Couacy-Hymann *et al.* (2002). Os produtos da PCR foram analisados por eletroforese em e visualizados num transiluminador UV.

Análise de dados estatísticos

Os dados das aldeias, explorações e animais individuais foram armazenados no Microsoft Excel 2007 (versão 12). As estatísticas descritivas para as variáveis explicativas ao nível do animal e do bando examinadas no estudo foram calculadas utilizando o Microsoft Excel. Foram calculadas proporções para a seroprevalência e factores que incluíam espécies animais, sexo e idade, localização do bando, estado sanitário, gestão e prestação de serviços veterinários. A significância estatística das proporções foi comparada utilizando o teste Chisquare no software Epi Info versão 5 (Centro de Controlo e Prevenção de Doenças). Foi utilizado um limite de confiança inferior a 5% para indicar um nível significativo. Foram efectuadas análises estatísticas separadas para os dados das duas espécies porque estudos anteriores indicaram que a taxa de infeção pelo vírus e a epidemiologia podem ser muito diferentes nas duas espécies (Waret-Szkuta *et al.* 2008). Os mapas das aldeias de estudo foram criados utilizando o Quantum GIS (versão QGIS 1.4.0) Enceladus (Open Source Geospatial Foundation).

Resultados

Prevalência da doença

A presença da infeção por PPR no sul da Tanzânia foi confirmada pelo teste RT-PCR, tendo 53,6% das amostras sido positivas, tanto de ovinos como de caprinos.

A seroprevalência global da PPR foi de 31% (95% CI=24,9-37,6%) nos dois distritos

(Figura 2). O distrito de Tandahimba registou uma seroprevalência mais elevada (55,5%) em comparação com a seroprevalência de 5,7% no distrito de Newala, uma diferença que também foi estatisticamente significativa ($p<0,001$). A aldeia de Mnyawa registou a seroprevalência mais elevada, seguida das aldeias de Nannala, Ngunja e Mchichira do distrito de Tandahimba (Figura 2). A quinta de investigação de Mnima registou uma seroprevalência elevada, seguida das aldeias de Chiwonga, Mapili e Mnauya, por esta ordem, no distrito de Newala. Não houve diferença estatística na seroprevalência registada nos caprinos (35,3%) em comparação com a registada nos ovinos (30,7%). Da mesma forma, não houve diferença estatística na seroprevalência da PPR nas fêmeas (36,8%) em comparação com a registada nos machos (29,8%) dos animais amostrados neste estudo. Em termos de idade, 32,1% dos adultos e 22,7% dos cabritos/cordeiro foram seropositivos, mas não houve diferença estatística.

A prevalência da PPR com base nos casos notificados e observados pelos entrevistados é apresentada no Quadro 1. No geral, 57% dos 79 agregados familiares visitados tinham registado casos suspeitos de PPR nos seus rebanhos. Mais uma vez, uma proporção significativamente maior de agregados familiares em Tandahimba (81,3%) teve casos de PPR do que os do distrito de Newala (19,4%) ($p<0,001$). Também se observou uma tendência semelhante em relação à morbilidade da PPR quando Tandanimba registou uma morbilidade mais elevada (73,1%) em comparação com a do distrito de Newala (4,8%) ($p<0,001$). Clinicamente, foi registada uma proporção significativamente maior de cabras (90,9%) doentes, em comparação com apenas 9,1% de ovelhas doentes ($P<0,001$). Registou-se uma tendência semelhante na mortalidade quando a proporção de cabras e ovelhas que morreram foi de 93,4% e 6,6%, respetivamente ($P=0,059$). Um bom número de proprietários de pequenos ruminantes também referiu tratar os seus animais com antibióticos, como se pode ver no Quadro 1.

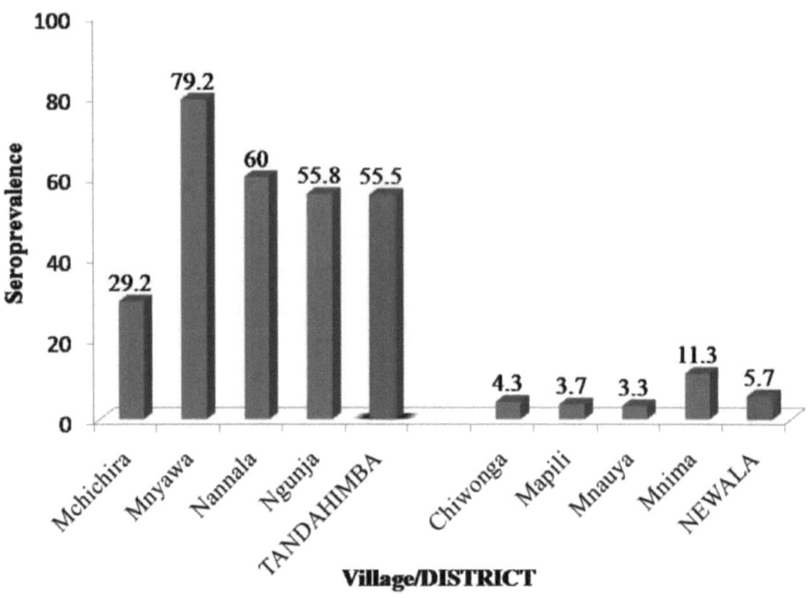

Figura 2: Seroprevalência por aldeias /DISTRITO (letra maiúscula)

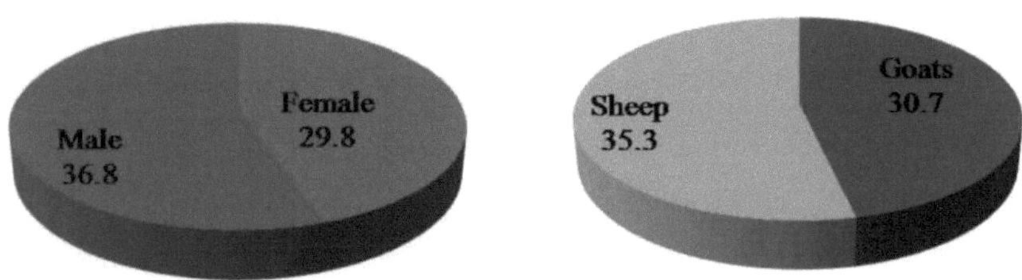

Figura 3: Proporções (%) de seroprevalência por sexo (esquerda) e espécie (direita) Práticas de gestão

Observou-se que as cabras e as ovelhas nos dois distritos são geridas de duas maneiras diferentes. O primeiro grupo mantém os animais em pequenos grupos, em pequenas casas com chão elevado, durante a noite, e pastam num terreno comunitário durante o dia. O segundo grupo gere os animais coletivamente, mantendo-os juntos em grupos em casas de animais relativamente grandes, no rés do chão, e utiliza o pasto comunitário. As cabras e ovelhas são criadas para carne e para venda, a fim de gerar rendimentos para o agregado familiar.

Houve mais inquiridos do sexo masculino (90.0%) em comparação com os do sexo feminino (10.0%) (Tabela 2). Apenas alguns inquiridos no distrito de Newala amarravam os seus animais à noite (10,1%) e a maioria (94,9%) dos agricultores mantinha os seus animais numa pequena casa elevada durante a noite. Todos (100%) os inquiridos utilizavam áreas de pastagem comunitárias (Quadro 2).

Quadro 2: Proporções de sexo dos inquiridos, maneio dos animais, conhecimento da doença, origem e propagação da infeção e serviços de extensão veterinária.

Parameter†	Newala (n=31)	Tandahimba (48)	Overall (79)
Household Head Sex			
Male	32.9	57.0	89.9
Female	5.1	5.1	10.1
Animal management			
Animal tethering	10.1	0.0	10.1
Boma	36.7	58.2	94.9
Communal grazing	39.2	60.8	100
Livestock keepers' awareness			
Outbreak Awareness	3.8	60.8	64.6

Seen Affected animals	11.4	57.0	68.4
Own animals affected	7.6	49.4	57.0
Knowledge of what disease it was	1.4	1.4	2.9
Seen similar disease in past	1.3	5.1	6.5
Extension worker present	17.8	41.1	58.9
Regular animal inspection	17.6	35.3	52.9
Frequency of inspection			
At least once a month	15.4	24.6	40.0
Once in several months	3.1	10.8	13.8
No visit at all	24.6	9.2	33.8
Visit when called	0.0	12.3	12.3
Source of infection and spread			
Unknown cause	0.0	36.7	36.7
Change of weather	0.0	20.0	20.0
Communal grazing area	10.0	33.3	43.3

†, Parameters are measured in percentage

Introdução da PPR no sul da Tanzânia

A entrevista aprofundada revelou que a PPR foi introduzida no sul da Tanzânia pela primeira vez em caprinos e ovinos em fevereiro de 2009. O estudo atual conseguiu localizar a aldeia de Likuna, no distrito de Newala, como a aldeia com os primeiros caprinos doentes. Observou-se que a introdução da PPR foi feita através de cabras recém-adquiridas no mercado de gado de Pugu, localizado a cerca de 679 km nos arredores da cidade de Dar es Salaam. Estes animais foram trazidos cerca de uma semana antes do surto da doença. Outras aldeias muito próximas desta aldeia que registaram surtos de PPR no mesmo mês foram Kikuyu, Makote, Namiyonga, Lidumbe e Mkunya. Confirmou-se que estas cinco aldeias também tinham recebido algumas destas cabras do mercado Pugu Livestock . A doença propagou-se ao distrito vizinho de Tandahimba através da compra de animais doentes e baratos no distrito de Newala, com a intenção de os vender nos mercados de animais vivos e talhos de Tandahimba.

Sinais clínicos observados

Os criadores de animais referiram diferentes sinais clínicos em casos suspeitos de PPR. Os sinais incluíam: diarreia, lacrimejo, descargas nasais, perturbações respiratórias, úlceras orais e nódulos cutâneos (Figura 4).

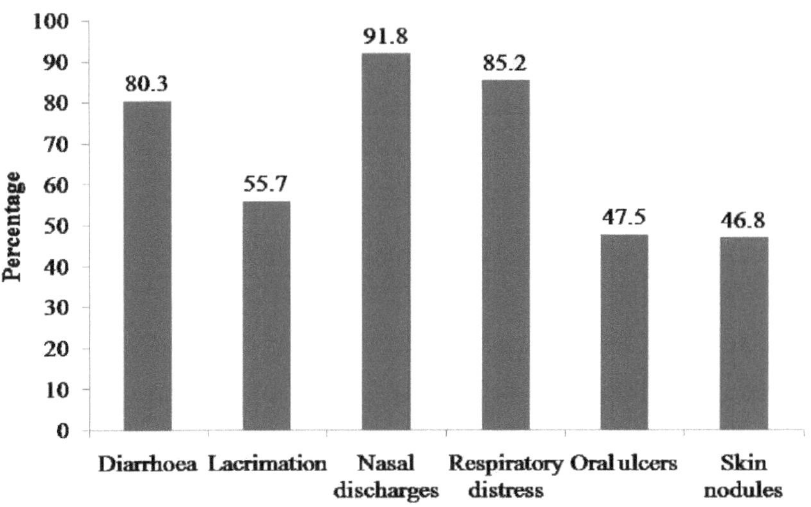

Figura 4: Sinais clínicos apresentados pela doença PPR

Perdas económicas

A perda económica devida à mortalidade nos dois distritos foi de 25,7% e a taxa de mortalidade dos casos foi de 52,6% (Quadro 1). A taxa de mortalidade dos casos foi mais elevada no distrito de Newala (92,9%) em comparação com (51,2%) no distrito de Tandahimba (P<0,000).

Sensibilização para as doenças e vacinação

Mais de 60,8% dos inquiridos em Tandahimba tinham conhecimento do surto da doença e 49,4% tinham os seus próprios animais afectados (Quadro 2). Muito poucos criadores de gado (2,9%) sabiam de que doença se tratava e apenas (6,5%) pensavam que a tinham visto no passado. Durante o surto, os proprietários de animais (35,4%) dos dois distritos trataram os seus animais com quimioterapia, enquanto (22,6%) eram de Newala e 43,8% eram de Tandahimba (Quadro 1). Mais de metade (58,9%) tinha extensionistas veterinários nas suas aldeias, mas metade (52,9%) dos criadores referiu ter inspeccionado regularmente a saúde dos seus animais, embora a frequência da inspeção variasse (Quadro 2). Todos (100%) os inquiridos não tinham vacinado os seus animais (Quadro 1). Os agricultores suspeitavam que a fonte da infeção e da propagação era o pastoreio comunitário e a mudança das condições meteorológicas, com mais animais a serem afectados durante a estação das chuvas.

Discussão

Este estudo confirmou que a etiologia do surto de doença que ocorreu nos distritos de Tandahimba e Newala, no sul da Tanzânia, foi a PPR em março de 2011. Também identificou a aldeia onde ocorreu a primeira introdução e, consequentemente, a fonte de propagação da PPR no sul da Tanzânia. Embora tenha decorrido apenas um ano entre a primeira confirmação oficial da doença no norte da Tanzânia e a introdução no sul da Tanzânia, foram necessários cerca de dois anos para confirmar esta doença através dos esforços do presente estudo. Este facto é consistente com as conclusões de Karimuribo *et al.* (2011) sobre a confirmação tardia após a introdução da PPR no país. Estes resultados apontam para a importância de dispor de uma vigilância eficiente das doenças e de uma capacidade de diagnóstico, especialmente no caso de doenças mortais emergentes e reemergentes que afectam as populações animais.

No presente estudo, verificou-se que a fonte da doença era a introdução de novos animais adquiridos no mercado de animais vivos. Fontes semelhantes da doença já tinham sido implicadas anteriormente (Singh *et al.* 2004a; Muhammad *et al.* 2009).

As proporções de animais seroconvertidos examinados na área em estudo foram baixas (31,0%) em comparação com os relatórios do norte da Tanzânia (45,5%) (Swai *et al.* 2009), mas ao nível do bando a prevalência foi elevada (48,9%). Ozkul *et al.* (2002) na Turquia encontraram resultados comparáveis, em que a prevalência geral era baixa com base no teste de anticorpos e mais elevada com base nos sinais clínicos. Também foi registada uma seroprevalência baixa de PPR na Tunísia (Ayari-Fakhfakh *et al.* 2010).

Embora a seroprevalência tenha sido baixa neste estudo, foi demonstrado noutros locais que a seroprevalência pode ser tão elevada como 45,5%, 78% e 92,5%, tal como foi registado nos Camarões, na Nigéria e no Sudão, respetivamente (Ekue *et al.* 1992; Obidike *et al.* 2006; Osman *et al.* 2008) utilizando testes de neutralização e hemaglutinação. Quando se utilizou o método ELISA competitivo, a seroprevalência foi registada como sendo de 51% e 50% (Khan *et al.* 2008; Misbah *et al.* 2009) no Paquistão. A inconsistência na seroprevalência de anticorpos contra o PPRv em diferentes áreas é atribuída a variações em vários factores, incluindo o sistema de gestão, os níveis de imunidade, o teste de diagnóstico, os procedimentos de amostragem utilizados e os conhecimentos técnicos dos investigadores (Singh *et al.* 2004b; Waret-Szkuta *et al.* 2008). No presente estudo, as cabras apresentaram uma forma aguda da doença, enquanto as ovelhas apresentaram uma forma subaguda ou crónica; esta conclusão é apoiada por outros estudos (Obi *et al.* 1984; Swai *et al.* 2009).

Embora as diferenças observadas entre machos e fêmeas não tenham sido significativas, Swai *et al.* (2009) observaram diferenças de sexo em ovinos, sendo os machos mais afectados do que as fêmeas. No que respeita à categoria etária, a prevalência mais elevada de PPR foi observada em adultos em comparação com outras categorias etárias. Este resultado está de acordo com outros resultados observados na Etiópia e na Índia (Singh *et al.* 2004a; Waret-Szkuta *et al.* 2008), onde se registou uma prevalência elevada em adultos. A associação com as alterações sazonais (meteorológicas) observadas pelos agricultores foi referida noutros locais (Singh *et al.* 2004a; Muhammad *et al.* 2009).

Apesar de a PPR ter sido introduzida em Newala, ela era mais prevalente no distrito de Tandahimba. Pensa-se que as razões são, em primeiro lugar, a venda de animais doentes de Newala para os mercados de animais e talhos de Tandahimba e, em segundo lugar, os criadores de gado no distrito de Tandahimba geriam os seus animais utilizando mais (60,8%) pastagem comunitária em comparação com o distrito de Newala (39,2%) (Quadro 2).

Este estudo revelou que mais de metade dos agricultores têm pouco ou nenhum acesso a serviços veterinários. A falta de serviços veterinários adequados e de infra-estruturas inadequadas, especialmente nos mercados locais de animais vivos no país, pode facilitar a transmissão de doenças. Uma atenção acrescida por parte do governo no sentido de melhorar as instalações de maneio e de estabulação destes mercados poderia resultar numa redução do nível de transmissão de doenças. Devem ser feitos esforços para aumentar a consciencialização dos criadores de gado e do público em relação a esta nova doença na zona. Devem ser encorajados os esforços actuais do governo para vacinar os caprinos e ovinos contra a PPR nas aldeias não afectadas.

Conclusão

O presente estudo confirmou, pela primeira vez, a presença da PPR no sul da Tanzânia. Além disso, o estudo identificou a fonte de introdução da PPR como sendo animais recentemente adquiridos no mercado de gado de Pugu. Dado que não foram efectuadas vacinações contra a PPR, os nossos resultados confirmam a transmissão natural do vírus da PPR em condições de campo no sul da Tanzânia. A propagação desta doença no sul da Tanzânia representa um risco elevado de propagação da doença aos países do sul (países da SADC, incluindo Moçambique, Zâmbia e Malawi) com populações ingénuas de caprinos e ovinos. São necessários mais estudos sobre o isolamento do vírus, o estado da doença na fauna selvagem e as tendências temporais para definir a epidemiologia da PPR numa grande área do sul da Tanzânia. São necessários esforços de colaboração a nível nacional, regional e internacional para conter e controlar a doença.

Agradecimentos

Gostaríamos de agradecer ao projeto da RUFORUM (RU 2009 GRG 17TADs) por apoiar este trabalho. Também estendemos os nossos agradecimentos ao pessoal do Centro de Investigação Veterinária de Mtwara, aos funcionários de campo e aos agricultores pelas suas contribuições inestimáveis em termos do seu tempo e cooperação. Além disso, valorizamos o VIC Arusha e os técnicos da SUA pela assistência técnica laboratorial.

Referências

Abu Elzein, E.M.E., Housawi, F.M.T., Bashareek, Y., Gameel, A.A., Al- Afaleq, A.I. & Anderson, E.C., 2004, "Severe PPR infection in Gazelles kept under semi-free range conditions in Saudi Arabia" *Journal of Veterinary Microbiology B* 51, 6871

Ashley, C.B., Satya, P., Carrie, B., Chris, O., Olivier, K. & Genevieve, L., 2010, "Global distribution of peste des petits ruminants virus and prospects for improved diagnosis and control", *Journal of General Virology* 91, 2885-2897

Awa, D.N., Njoya, A. & Ngo Tama, A.C., 2000, "Economics of prophylaxis against peste des petits ruminants and gastrointestinal helminthosis in small ruminants in north Cameroon", *Tropical Animal Health and Production* 32, 391-403

Ayari-Fakhfakh, E., Ghram, A., Bouattour, A., Larbi, I., Gribaa-Dridi, L., Kwiatek, O., Bouloy, M., Liebeau, G., Albina, E. & Cetre-Sossah, C., 2010, "First serological investigation of peste-des-petits-ruminants and Rift Valley fever in Tunisia", *Veterinary Journal* (no prelo)

Balamurugan V., Sen A., Venkatesan G., Yadav V., Bhanuprakash V. & Singh R.K., 2010, "Isolation and identification of virulent peste des petits ruminants viruses from PPR outbreaks in India", *Tropical Animal Health Production* 42,10431046

Chauhan, H.C., Chandel, B.S, Kher, H.N., Dadawala, A.I. & Agrawal S.M., 2009, "Peste des petits ruminants virus infection in animals", *Veterinary World* 2, 150155

Couacy-Hymann, E., Roger, F., Hurard, C., Guillou, J.P., Libeau, G. & Diallo, A., 2002, "Rapid and sensitive detection of peste des petits ruminants virus by a polymerase chain reaction assay", *Journal of Virology Methods* 100, 17-25

Diallo, A., Libeau, G., Couacy-Hymann, E. & Barbron, M., 1995, "Recent developments in the diagnosis of rinderpest and peste des petits ruminants", *Veterinary Microbiology* 44, 307- 317

Ekue, N.F., Tanya, V.N., Ndi, C. & Saliki, J.T., 1992, "A serological survey of antibodies against peste des petits ruminants (PPR) in small ruminants in Cameroon", *Bulletin of Animal Health and Production in Africa* 40, 49-53

FAO (2010). http://coalgeology.com/deadly-animal-virus-peste-des-petits-ruminants-threatens-to-spread-to-southern-africa/8302/. Acedido em 16 de janeiro de 2011

Karimuribo, E.D., Loomu, P.M., Mellau, L.S.B. & Swai, E.S., 2011, "Retrospective study on sero-epidemiology of peste des petits ruminants before its official confirmation in northern Tanzania in 2008", *Research Opinions in Animal and Veterinary Sciences* 1, 184-187

Khalafalla, A.I., Saeed, I.K., Ali, Y.H., Abdurrahman, M.B., Kwiatek, O., Libeau, G., Obeida, A.A. & Abbas, Z., 2010, "An outbreak of peste des petits ruminants (PPR) in camels in the Sudan", *Ata Tropica* 116, 161-165

Khan, H.A., Siddique, M., Sajjad-ur-Rahman, Abubakar, M. & Ashraf, M., 2008, "The detection of antibody against peste des petits ruminants virus in sheep, goats, cattle and buffalo", *Tropical Animal Health and Production* 40, 521-527

Kivaria, F.M., Kwiatek, O., Kapaga, A.M., Genevieve, L., Mpelumbe-Ngeleja, C.A.R., Tinuga, D.K., 2009, "Serological and virological investigations on an emerging peste des petits ruminants virus infection in goats and sheep in Tanzania", comunicação apresentada na 27.ª Conferência Científica da Associação Veterinária da Tanzânia. Arusha, Tanzânia.

Misbah, A., Muhammad, A., Rehana, A., Shamim, S., & Qurban, A., 2009, "Prevalence of peste des petits ruminants virus (PPRV) in Mardan, Hangu and Kohat District of Pakistan; Comparative analysis of PPRV suspected serum samples using competitive ELISA (cELISA) and agar gel immunodiffusion (AGID)", *Veterinary World* 2, 89-92

Muhammad, A., Syed, M.J., Muhammad, J.A., Manzoor, H. & Qurban A., 2009, "Peste des petits ruminants virus (PPRV) infection: Its association with species, seasonal variations and geography", *Tropical Animal Health and Production* 41, 1197-1202

Nussieba, A.O., Ali, A.S., Mahasin, E.A.R. & Fadol, M.A., 2009, "Antibody seroprevalences against peste des petits ruminants (PPR) virus in sheep and goats in Sudan", *Tropical Animal Health and Production* 41, 1449-1453

Obi, T.U., Rowe, L.W. & Taylor, W.P., 1984, "Serological studies with Peste des petits ruminants and Rinderpest viruses in Nigeria", *Tropical Animal Health and Production* 16, 115-118

Obidike, R.I., Ezeibe, M.C.O., Omeje, J.T.N. & Ugwuomarima, K.G., 2006, Incidência de peste de pequenos ruminantes em cabras de criação e de mercado em Nsukka, Estado de Enugu, Nigéria", *Boletim de Saúde e Produção Animal em África* 54, 148-150

Osman, N.A., Mahasin, E., Rahman, A., Ali, A.S. & Fadol, M.A., 2008, "Rapid detection of peste des petits ruminants (PPR) virus antigen in Sudan by agar gel precipitation (AGPT) and haemagglutination (HA) Testes", *Tropical Animal Health and Production* 40, 363-368

Ozkul, A., Akca, Y., Alkan, F., Barrett, T., Karaoglu, T., Dagalp, S.B., Anderson, J., Yesilbag, K. & Cokcaliskan, C., 2002, "Prevalence, distribution, and host range of peste des petits ruminants virus in Turkey", *Emerging Infectious Diseases* 8, 708-712

Singh, R.P., Saravanan, P., Sreenivasa, B.P., Singh, R.K. & Singh, B., 2004a, "Prevalence and distribution of peste des petits ruminants virus infection in small ruminants in India", *Revue Scientifique et Technique* (OIE) 23, 807-819

Singh, R.P., Sreenivasa, B.P., Dhar, P., Shah, L.C. & Bandyopadhyay, S.K., 2004b, "Development of monoclonal antibody based competitive ELISA for detection and titration of antibodies to peste des petits ruminants (PPR) virus", *Veterinary Microbiology* 98, 3-15

Swai, E.S., Kapaga, A., Kivaria, F., Tinuga, D., Joshua, G. & Sanka, P., 2009, "Prevalence and distribution of peste des petits ruminants virus antibodies in various districts of Tanzania", *Veterinary Research Communications* 33, 927936

Wang, Z., Bao, J., Wu, X., Liu, Y., Li, L., Liu, C., Suo, L., Xie, Z., Zhao, W., Zhang, W., Yang, N., Li, J., Wang, S. & Wang, J., 2009, "Peste des petits ruminants virus in Tibet, China", *Emerging Infectious Diseases* 15, 299-301

Waret-Szkuta, A., Roger, F., Chavernac, D., Yigezu, L., Libeau, G., Pfeiffer, D.U. & Guitian, J., 2008, "Peste des petits ruminants (PPR) in Ethiopia: analysis of a national serological survey", *BMC Veterinary Research* 4, http://www.biomedcentral.com/1746-6148/4Z34. Acedido em 16 de janeiro de 2011

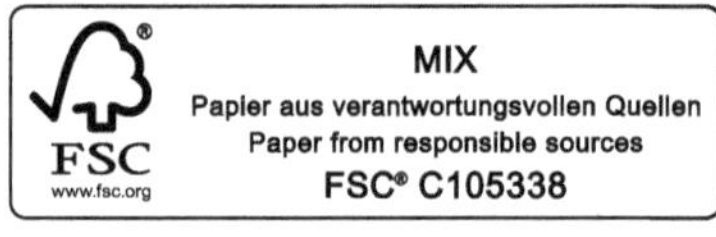

Printed by Books on Demand GmbH, Norderstedt / Germany